I0072528

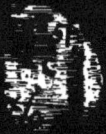

Dr Maurice COUSTAN

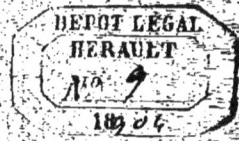

LE PÉRIL VÉNÉRIEN

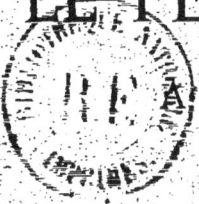

À MONTPELLIER

MONTPELLIER
IMPRIMERIE CENTRALE DU MIDI
(HAMELIN FRÈRES)

1903

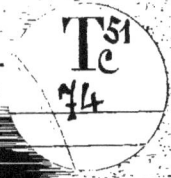

LE PÉRIL VÉNÉRIEN

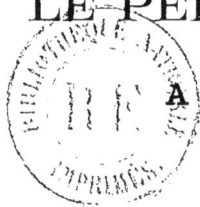

À MONTPELLIER

LE PÉRIL VÉNÉRIEN

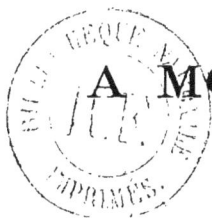

A MONTPELLIER

PAR

Maurice COUSTAN

DOCTEUR EN MÉDECINE

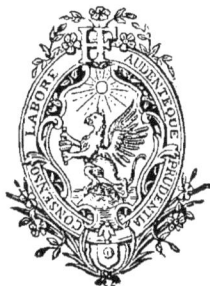

MONTPELLIER
IMPRIMERIE CENTRALE DU MIDI
(HAMELIN FRÈRES)
—
1903

PERSONNEL DE LA FACULTÉ

MM. MAIRET (❋). . . . . Doyen
FORGUE. . . . . Assesseur

PROFESSEURS

Clinique médicale.	MM. GRASSET (❋).
Clinique chirurgicale.	TEDENAT.
Clinique obstétricale et gynécologie.	GRYNFELTT).
— — M. Puech (ch. du cours). .	
Thérapeutique et matière médicale	HAMELIN (❋).
Clinique médicale.	CARRIEU.
Clinique des maladies mentales et nerveuses. . .	MAIRET (❋).
Physique médicale.	IMBERT.
Botanique et histoire naturelle médicale	GRANEL.
Clinique chirurgicale	FORGUE.
Clinique ophtalmologique.	TRUC.
Chimie médicale et Pharmacie	VILLE.
Physiologie.	HEDON.
Histologie	VIALLETON.
Pathologie interne.	DUCAMP.
Anatomie.	GILIS.
Opérations et appareils.	ESTOR.
Microbiologie	RODET.
Médecine légale et toxicologie.	SARDA.
Clinique des maladies des enfants.	BAUMEL.
Anatomie pathologique.	BOSC.
Hygiène.	H. BERTIN-SANS.

Doyen honoraire : M. VIALLETON.
Professeurs honoraires: MM. JAUMES, PAULET(O. ❋), E. BERTIN-SANS(❋).

CHARGÉS DE COURS COMPLÉMENTAIRES

Accouchements.	MM. VALLOIS, agrégé.
Clinique ann. des mal. syphil. et cutanées. .	BROUSSE, agrégé.
Clinique annexe des maladies des vieillards.	VEDEL, agrégé.
Pathologie externe.	L. IMBERT, agrégé.
Pathologie générale	RAYMOND, agrégé.

AGRÉGÉS EN EXERCICE :

MM. BROUSSE	MM. VALLOIS	MM. L. IMBERT
RAUZIER	MOURET	VEDEL
MOITESSIER	GALAVIELLE	JEANBRAU
de ROUVILLE	RAYMOND	POUJOL
PUECH	VIRES	

M. H. GOT, secrétaire.

EXAMINATEURS
DE LA THÈSE :
MM. BERTIN-SANS, président.
DUCAMP.
BROUSSE.
RAUZIER.

MEIS

Profonde reconnaissance.

M. COUSTAN.

A M. LE PROFESSEUR HENRI BERTIN

PROFESSEUR D'HYGIÈNE

Respectueuse gratitude.

M. COUSTAN.

INTRODUCTION

Je dois, avant tout, expliquer le titre de cette thèse.

J'avais remarqué, pendant mon stage hospitalier dans le service de M. le professeur Brousse, que le nombre de femmes malades était bien faible, en regard du chiffre élevé des soldats que j'avais vus malades au régiment, ou des jeunes gens qui me faisaient, en ville, le confident de leurs mécomptes. Je conçus donc le projet d'étudier de près cette question, et d'en faire le sujet de ma thèse de doctorat.

J'avais eu, d'abord, l'intention de lui donner pour titre : les *Maladies vénériennes à Montpellier*, mais on me fit remarquer que ce titre promettait plus qu'il ne devait tenir.

On ne peut pas, en effet, on ne peut en aucun pays, établir une statistique fidèle des maladies vénériennes, du moins parmi l'élément civil.

Ce sont là des tares que l'on cache ; et si l'on peut produire, par ci, par là, quelques statistiques officielles, que l'on pourrait appeler *Statistiques de coërcition*, parce qu'elles ne visent que des personnes soumises à une discipline sévère, soit policière, soit militaire, nous n'avons jamais le chiffre de ces maladies dissimulées, même approximativement. Ici la dissimulation est la loi, et les statistiques approximatives sont à la portée de tous.

Lorsque M. Bénézech, aujourd'hui député de la ville universitaire de Montpellier, disait au Conseil municipal que si le nombre officiel des filles qui se livrent à la prostitution était de 150 à 200, on pouvait fixer à 1.000 le chiffre vrai, il était encore au-dessous de la vérité. Il suffit d'avoir parcouru, entre chien et loup, certains quartiers de la ville des plus populeux et des plus commerçants, pour affirmer qu'en fixant à 1 500 le nombre des femmes qui se livrent au racolage, (1) dans la rue ou sur le pas de leurs portes, on serait plus près de la réalité. Les fonctionnaires spéciaux sont de cet avis.

Sans doute, les statistiques militaires sont plus sincères, car on peut, à toute heure, visiter tous les hommes d'un régiment au point de vue qui nous occupe. Mais encore faut-il tenir compte que les sous-officiers ne sont pas soumis à la visite de santé — chose regrettable, car elle n'aurait rien d'humiliant, pourvu qu'elle fut secrète, — et l'on sait que leurs galons ont un certain succès dans le monde où l'on s'amuse. Mon père a évalué à près de la moitié le nombre des sous-officiers qu'il savait atteints de maladies vénériennes, et qui n'allaient pas à la visite ; il recevait même, parfois, des lettres anonymes de femmes leur désignant tel ou tel sous-officier ; il se contentait de leur remettre la lettre dénonciatrice, sans commentaires.

On sait aussi que c'est parmi les ordonnances des officiers ou des fonctionnaires militaires les plus élevés dans la hiérarchie que se trouvent le plus d'irréguliers aux cheveux longs

---

(1) Nous employons ici les termes usités dans les livres qui traitent de ce sujet.

et à l'hygiène malsaine, parce que, souvent, les gradés n'osent pas toucher à ces employés, qui approchent les grands chefs de trop près.

Enfin, la sanction de la consigne au quartier pour « parachever leur guérison », qui vise les malades sortant de l'infirmerie pour mal vénérien, en retient beaucoup sur la voie de la confession médicale. Dès lors, ce sont les étudiants en médecine, leurs voisins de chambrée, ou les pharmaciens de la ville, qui deviennent les dépositaires de leurs secrets.

Ceux-là ne sont pas *statistiquables.*

Peut-être aurait-on des chiffres intéressants à recueillir chez les pharmaciens, qui débitent à ces blessés le santal et le copahu à foison ; mais on risquerait encore de n'avoir que des chiffres peu sincères, car bien qu'aucun vénérien ne marchande le prix du spécifique sauveur, on rencontre parmi eux des gens qui, malgré une énorme consommation de balsamiques ne guérissent jamais, tandis qu'à d'autres un seul flacon suffit.

Puis, il y a les affligés honteux de tout âge, mariés, veufs ou garçons, qu'un faux pas a surpris, et qui ne reculent pas devant un déplacement pour aller se munir, à la ville prochaine, du précieux dictame, ne voulant pas être reconnus ; ceux-là, encore, échappent au dénombrement. Enfin les pharmaciens ne diront jamais la quantité de médicaments spécifiques qu'ils délivrent sans ordonnance du médecin.

On voit donc que c'est pour des motifs raisonnés que j'ai donné à ma thèse le titre un peu vague de *Péril vénérien à Montpellier;* cela n'enlève, j'ose le croire, aucune valeur aux documents que j'ai l'honneur de présenter à mes juges. Mais il y a lieu de bien préciser que tous les chiffres relatifs à Montpellier, que je produirai dans le cours de ce travail, ne constituent qu'un minimum, dont on ne saurait fixer le rapport même approximatif, en regard des chiffres réels.

Il n'y a rien d'abject pour l'hygiéniste ; aussi doit-il s'occuper avec le même désir d'être utile à l'humanité des plaies physiques comme des plaies morales. — S'il est parfois écœuré, à l'aspect des scories qu'il voit remonter du fond des matières qu'il traite, il se rend compte que ce n'est pas en tournant le dos qu'on évite le danger, mais en prenant le taureau par les cornes.

C'est pourquoi l'on trouvera dans cette étude des expressions, des pensées qui pourraient effaroucher les personnes étrangères à ce genre d'études aussi morales que scientifiques ; mais c'est sans hésitation que nous avons parfois employé des termes empruntés à Parent-Duchâtelet, Pierre Dufour, Maxime du Camp, Jeannel, Reuss, le Pileur, Commenge (pour ne citer que les français). Leur talent reconnu était un sûr garant de la nécessité de leur langage honnête, quoique spécial en l'espèce.

Je dois mes remerciements les plus empressés à MM. le professeur Brousse, et à son ancien chef de clinique le docteur Montseret, pour m'avoir communiqué les rapports si détaillés qu'ils avaient établis au cours de la prise en charge de leur double service, à l'époque où ils le faisaient, au dehors comme à l'hôpital. Grâce à sa haute compétence, M. Brousse

a pu obtenir une très sensible diminution des maladies vénériennes dans la garnison de Montpellier.

Et maintenant, je viens subir à mon tour, devant mes juges,
la solennelle et dernière épreuve, non celle de la libération,
mais celle de la gratitude.

Comme mon père, il y a trente-six ans, comme mon frère,
l'an passé, je viens dire, à la même place, à ceux des professeurs de cette École qui m'ont honoré de leur constante
bienveillance, le souvenir de profonde reconnaissance que
j'emporterai d'eux, lorsque la lutte quotidienne aura éloigné
l'élève des maîtres.

La vie n'est pas un printemps perpétuel ; celle du médecin
emprunte une particulière gravité aux douloureux tableaux
qui se présentent incessamment devant ses yeux.

C'est pourquoi il me sera agréable d'évoquer, à ces heures
pénibles auxquelles nul n'échappe dans la carrière, l'image
de ces maîtres qui, le sourire aux lèvres, toujours plein de
bonté, savaient nous amener peu à peu, par des voies at-
trayantes, à nous adapter à la mission future.

Je demande aussi à ces maîtres de joindre à leur nom celui
de mon père qui, sans repos, tout au long de mes études médicales, s'est fait étudiant avec moi, pour me permettre, quand
l'heure des examens sonnait, de faire bonne contenance devant
mes juges.

Je lui devais cet hommage public.

CHAPITRE I

§ 1. — **Le passé.** — Législation barbare. — Simple aperçu

Nous sommes loin du temps où Charlemagne, par un capitulaire de l'an 800, faisait punir du fouet les prostituées et les propriétaires des maisons où elles exerçaient leur profession.

Par une ordonnance du 20 avril 1684, devaient être enfermées à la Salpétrière, « les filles d'artisans ou d'habitants pauvres, qui avaient été débauchées, ou celles qui seraient en péril de l'être ». Elles devaient être habillées de tiretaine avec des sabots, elles devaient avoir du pain, du potage et de l'eau pour nourriture, et une paillasse, des draps et une couverture pour se coucher.

On devait les faire travailler « le plus longtemps, et aux ouvrages les plus pénibles que leurs forces le pourrait permettre, en la manière que les directeurs qui en auront le soin particulier le trouveront à propos ».

Le Parlement d'alors s'émut de l'ardeur que déploya pour cet objet la police.

L'ordonnance du 26 juillet 1713 prescrivait de prêter serment aux voisins qui dénonceraient des filles, après quoi « les meubles desdites filles seront jetés sur le carreau et confisqués au profit des pauvres de l'Hôpital-Général ».

L'ordonnance du 6 novembre 1778 eut ensuite pour sanctions la séquestration dans un hôpital, après avoir été rasées, des filles coupables de « raccrocher » ; en cas de récidive, flagellation ».

Malgré une déclaration de la Convention du 27 septembre 1792, se référant à ces anciennes dispositions , un message du Directoire, sollicitant, le 17 nivôse an IV une loi répressive de la prostitution, en constatait, sinon l'abrogation, du moins l'inapplication : « les lois répressives contre les filles publiques consistent dans quelques ordonnances tombées en désuétude, ou dans quelques règlements de police purement locaux.

Les règlements en vigueur aujourd'hui datent de 1802 ; ils peuvent s'analyser, dit T. Murier (1), en trois prescriptions :

1° Inscription obligatoire de toutes les femmes soupçonnées de se livrer à la prostitution ;

2° Visite médicale obligatoire une fois par semaine ou par quinzaine.

3° Traitement obligatoire dans les hôpitaux spéciaux.

Si une femme est surprise en flagrant délit de racolage, la police lui fait subir un examen sanitaire et lui donne un premier avertissement. S'il ne suffit pas, et qu'elle continue, on porte son nom d'office sur les registres de la préfecture, on lui donne sa carte, elle est *inscrite*, elle devient fille *soumise*.

Les règlements actuels, comme on voit, sont plus doux. On ne se montre plus impitoyable vis-à-vis de la femme déchue, car on s'est rendu compte que l'homme, qui fait les lois, est souvent le provocateur de la chute, quand l'amour n'est pas seul en cause. Dès lors, le sexe fort, séducteur, est tenu à l'indulgence, puisqu'il a acheté de son or, la chûte amenée par la misère.

Il n'en est pas moins vrai que dans les hôpitaux de la marine, il y a trente ans encore, les vénériens étaient, par le fait même de leur diagnostic, privés de vin, et que dans certains

(1) I. Murier, *La Prostitution de l'avenir, Réglementaristes et Abolitionnistes*. Paris, 1903.

hôpitaux de **France** ils voient encore le jour à travers des fenêtres protégées par des doubles grilles, ou par des persiennes closes, sauf à la partie supérieure, telles qu'on en voit aux fenêtres des couvents ou des prisons des casernes.

A notre époque, le mariage étant tardif dans les classes élevées de la population, en raison du temps très long nécessité pour l'obtention des diplômes qui donnent accès dans les carrières libérales, il s'en suit que la prostitution est un mal auquel il faut se résigner ; elle protège certains milieux sociaux contre des entreprises malfaisantes, surtout quand elle est bien réglementée.

Cette opinion est partagée par de bons esprits qui, tous, ont invoqué, d'ailleurs, ce passage, d'un Père de l'Église :

« Quoi de plus abject, quoi de plus vain, quel mélange plus complet de beauté et de laideur que les courtisanes, les marchands de femmes et tous les autres fléaux de ce genre : *Supprime les prostituées, les passions bouleverseront le monde* ; donne leur le rang des femmes honnêtes, l'infamie et le déshonneur flétriront l'univers... » (1).

§ II. — Rattachement du service médical des mœurs, à Montpellier, à la clinique vénéréologique de la Faculté de médecine.

Dans la séance du 1er décembre 1893, le Conseil municipal de Montpellier renvoya à une Commission spéciale deux avant-projets présentés par la municipalité pour la réorganisation du service médical des mœurs. A cette Commission furent adjoints, sur la demande de la Commission, et désignés par l'autorité militaire, MM. Bablon, médecin principal, et Morer, médecin-major de 1re classe ; M. le professeur Tédenat voulut bien, sur la

(1) Saint-Augustin, *de ordine*, lib. II, cap. IV, 5,512 (*Pathologiæ*, t. XXXIV, *Accurante*, J.-P. Migno, 1815).

demande du Maire, prendre part aux travaux de la Commission.

Elle s'occupa, en même temps, d'une proposition de M. Bénézech, tendant à ne plus assigner de quartier spécial aux maisons de tolérance.

« En 1890, dit M. Briol, le service des mœurs avait provoqué des plaintes nombreuses. Une Commission spéciale fut nommée et le Conseil municipal, dans sa séance du 20 juin 1890, prit, contrairement à ses propositions, des conclusions qui aboutirent à l'organisation actuelle du service. »

Voici en quoi il consistait, avant 1894.

Le service médical était assuré par deux médecins recevant chacun 1500 francs. Avant 1890, il n'était assuré que par un seul médecin, rétribué à 3.000 francs.

La police des mœurs est confiée à un sous-inspecteur, ayant sous ses ordres deux agents, pris à tour de rôle parmi les gardiens de la paix de 1re classe.

Les visites sanitaires sont passées au dispensaire de la place François-Jaumes, où se trouve en même temps le poste de police. Elles ont lieu le vendredi pour les filles de maisons, les vendredis et lundis pour les filles isolées, partagées en deux séries : visite gratuite et visite payante.

Quant aux maisons de tolérance, elles avaient été maintenues à la cité Pasquier (1).

M. Bénézech avait demandé alors la suppression de toute affectation d'un quartier spécial aux maisons de tolérance. Cette proposition fut, à cette époque, écartée par la seule crainte des protestations que pourrait soulever dans les

_____

(1) *Service des mœurs.* — Projet de réorganisation. — Rapport de M. Briol, rapporteur de la Commission. (*Bulletin municipal*, séance du 20 avril 1894).

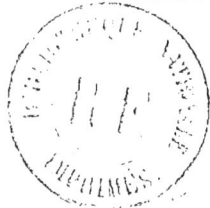

2

autres quartiers la faculté donnée aux maisons de tolérance de s'y établir, en délaissant la cité Pasquier, à cause de son éloignement.

Le service des mœurs ainsi réorganisé n'amena pas l'amélioration sur laquelle on comptait, « et les plaintes n'ont malheureusement pas cessé de se produire. L'autorité militaire, notamment, a signalé à la municipalité le grand nombre des maladies vénériennes constatées dans la garnison, et elle lui a demandé de prendre des mesures de protection plus efficaces, tant au point de vue médical qu'au point de vue de la surveillance de la police. » (Briol, *rapport cité*.)

La Commission municipale adopta un avant projet ayant pour objet de rattacher le service médical des mœurs à la clinique des maladies syphilitiques et cutanées de l'hôpital, « en raison de l'autorité scientifique qui s'attache à tout service dirigé par les maîtres éminents de nos facultés. » (1).

La Commission y vit cet avantage pratique, incontestable, de permettre au médecin qui traite les femmes à l'hôpital, de surveiller ensuite leur état de santé, à la sortie et pendant leur séjour en ville.

En conséquence, après s'être arrêtée à cette décision et avoir entendu M. Brousse, professeur de la clinique des maladies syphilitiques et cutanées, elle proposa l'adoption des propositions suivantes:

1° Le service médical du dispensaire est rattaché à la clinique des maladies syphilitiques et cutanées. Le médecin en chef de cette clinique prend la direction du dispensaire; il

_____

(1) Pour être plus précis; « Le service médical des mœurs est confié à M. le professeur chargé de la clinique des maladies syphilitiques et cutanées à l'hôpital, qui prend la direction du dispensaire, et assure les diverses visites sanitaires. »

assure les diverses visites sanitaires. Il est autorisé à s'adjoindre le chef de clinique de son service hospitalier, etc ;

2° Les visites sanitaires devront être passées dans un local *ad hoc* où se rendront toutes les filles de maison, ou en carte ; les visites auront lieu une fois par semaine, à jour et heure fixés d'avance. En outre, il pourra y avoir une visite supplémentaire non prévue d'avance.

3° Les médecins chargés du service du dispensaire s'interdisent tout soins médicaux particuliers aux filles soumises à leur inspection, même pour une maladie non vénérienne.

4° Le médecin en chef se réserve de proposer à l'administration toute modification qu'il y jugera utile, dans l'organisation du service des mœurs.

Aucune dépense nouvelle n'était nécessaire, les 3,000 francs inscrits déjà au budget suffisant à rémunérer le personnel médical, savoir : 2,000 francs au chef de service, 1,000 francs au sous-chef de clinique.

MAISONS DE TOLÉRANCE. — La rélégation des maisons de torérance à la cité Pasquier, disait encore le rapporteur, a été, croyons-nous, le résultat d'une conception erronée. Comme l'indiquait déjà le rapport de 1890, dans presque toutes les villes, ces maisons, au lieu d'être réléguées *extra muros*, comme à Montpellier, sont, au contraire, situées dans les quartiers intérieurs, mais dans des rues retirées, aboutissant généralement à de grandes artères.

Le proximité des maisons de tolérance des centres de mouvement, des points fréquentés par la population, a pour résultat d'attirer et de réunir en un groupe presque compact tous les sujets vivant de la prostitution.

« Dans ces conditions, la prostitution se fait moins clandestine et se trouve plus facilement surveillée Il n'est donc pas sans raison de supposer que la relégation à la cité Pasquier, contrairement aux prévisions premières, a favorisé l'accroissement des filles publiques isolées au détriment des filles publiques des maisons de tolérance, dont le nombre et les habituées ont diminué progressivement (1).

Le rapporteur concluait que la relégation à la cité Pasquier était inutile, puisque d'autres maisons d'allure plus discrète, mais ayant, en définitive, le même caractère, ont pu s'établir ailleurs.

La Commission proposa donc l'adoption de la proposition Bénézech, comme ne faisant que régulariser une situation existant déjà en fait.

M. Bénézech approuva la Commission d'avoir adopté sa proposition, disant qu'il était temps de ne plus cantonner exclusivement les maisons de tolérance dans les quartiers populeux, généralement habités par les ouvriers, exposant ainsi les enfants des classes laborieuses.

Nous verrons plus loin, s'il est plus moral et plus hygiénique de les laisser s'établir au centre même de la ville, en des rues que sont obligées de parcourir plusieurs fois par jour des femmes honnêtes, des jeunes filles, des garçons se rendant à l'école, des prêtres et des fonctionnaires de tout ordre.

Là où elles étaient, on ne les voyait que si l'on voulait. On n'en avait pas, comme aujourd'hui, l'obsession.

§ III. — Fonctionnement du nouveau service (1er juin 1894)
RÉSULTATS OBTENUS

C'est le 1er juin 1894 que le dispensaire des mœurs fut rattaché à la clinique des maladies syphilitiques et cutanées

(1) Un conseiller signala 33 maisons non visitées par la police ou l'on se livrait à la prostitution clandestine.

de l'hôpital Saint-Éloi, sous la direction de M. le professeur agrégé Brousse, chargé du cours des maladies syphilitiques et cutanées à la Faculté.

Du rapport du docteur Monseret, son chef de clinique, nous extraierons ce qui intéresse particulièrement cette étude (1).

a) VISITES SANITAIRES. — Les visites sanitaires ont été faites deux fois par semaine, les filles soumises étant divisées en deux séries, de nombre à peu près égal.

Toutes ces visites, même celles des maisons de tolérance, avaient lieu dans des locaux spécialement affectés au service du dispensaire, et dans l'intervalle des jours de visite, les filles nouvellement arrivées ou prises en flagrant délit de prostitution clandestine, étaient examinées à la mairie, dans un troisième local.

Lorsqu'une fille se disait hors d'état de se rendre à la visite, le chef de service ou son chef de clinique se rendaient chez elle, accompagné d'un agent pour constater le motif de son abstention et la visiter. Un certain nombre de femmes espéraient dissimuler ainsi une lésion vénérienne sous une affection d'emprunt, mais il fut facile de reconnaître souvent des écoulements purulents du col, des bartholinites aiguës, des plaques muqueuses chez des femmes soi-disant enrhumées, ou migraineuses, ou rhumatisantes.

La supercherie prit bientôt fin.

L'examen des médecins portait sur la bouche et la gorge. En raison de la fréquence de la syphilis, on en recherchait particulièrement tous les stigmates, et parmi ceux-ci, le *collier de perles*, symptôme très fréquent chez les femmes, aux premières années de l'infection syphilitique, et bien étudié par

(1) Rapport du docteur Monseret, sur le fonctionnement du dispensaire municipal, du 1er juin 1894 au 1er janvier 1897 (*Communiqué*).

Fournier, dans son *Traité des Affections parasyphilitiques*. Il constitue un élément de diagnostic très important. Quoique son existence ne fasse pxs forcément partie du cortège symptomatique de la syphilis, les médecins l'ont rencontré chez des femmes parfaitement saines en apparence.

Sur la liste des filles inscrites, on pointait les visites à chaque examen ; en marge du nom de la fille, on notait les séjours antérieurs à l'hôpital et la nature de l'affection qui avait nécessité son arrestation. On pouvait, ainsi, facilement escompter son avenir pathologique. Ainsi, à plusieurs reprises, des filles ayant été arrêtées une première fois pour chancre syphilitique, guéries et sorties de l'hôpital, étaient revues aux visites suivantes. Comme on présumait la prochaine apparition de l'exanthème rubéolique et des plaques muqueuses, l'attention était sans cesse appelée sur elles. On eut ainsi, souvent, l'avantage de surprendre à leur début ces accidents éminemment contagieux, et de mettre la femme hors d'état de nuire.

« Ces dossiers pathologiques ne pouvaient être rigoureusement établis que grâce au service de l'hôpital, qui était, quoiqu'on dise, le mieux approprié au service du dispensaire municipal, dont il était et dont il devrait rationnellement être toujours solidaire » (1).

b) Dépôt de police. — C'est ainsi que l'on nomme la salle spécialement affectée, à l'hôpital, aux filles reconnues malades

Il fait partie de la clinique dermatologique, et les femmes qui y sont en traitement aux frais de la ville constituent un élément très important de cette clinique.

Une autre salle, dite de *Femmes libres*, ne reçoit que les femmes entrées volontairement pour affections vénériennes ou

(1) Rapport cité du docteur Montseret.

cutanées, à titre de payantes ou d'indigentes ; les filles en
carté n'y sont pas admises.

La fille arrêtée au dispensaire est conduite au dépôt dans
la journée par un agent. A sa sortie de l'hôpital, elle est également accompagnée par un agent.

Dès son arrivée, la fille était inscrite sur le registre de la
salle et sur un répertoire spécial. En même temps, on établis-
sait une fiche numérotée sur laquelle étaient mentionnés ses
séjours antérieurs, accompagnés des observations. En consultant cette fiche, on pouvait ainsi se rendre facilement compte
de l'état général diathésique et instituer, s'il y avait lieu, un
traitement spécifique pour une syphilis latente, par exemple,
parallèlement au traitement de l'affection pour laquelle la fille
avait été arrêtée.

Le diagnostic du dispensaire était contrôlé, autant que
possible, par l'examen bactériologique, qui tranchait le plus
souvent la question pour l'avenir.

En effet, pour les affections blennorragiques, par exemple,
la présence du gonocoque devait mettre en garde contre des
repullulations futures ou des complications, au lieu que son
absence, ainsi que celle d'autres microbes, autorisaient scien-
tifiquement à ne pas considérer certains écoulements comme
contagieux. Néanmoins, on s'est toujours tenu sur la plus
extrême réserve à cet égard.

RÉSULTATS OBTENUS. — Lorsque les médecins ci-dessus
désignés prirent le service du dispensaire, vers le milieu de
1894, le nombre des femmes soumises aux visites hebdomadaires s'élevait à 80 environ, dont 66 isolées et 14 en maisons.
Depuis, ce nombre augmenta sensiblement, grâce à l'intelligente activité de l'Inspecteur du service des mœurs. A lui
revient le mérite d'avoir réduit, à cette époque, dans de lar-

ges proportions, le nombre de bouges et de caboulots équi-
voques où à la prostitution clandestine s'exerçait d'une façon
scandaleuse, avec toutes ses conséquences ; cette épuration
s'imposait. — Voilà pour le côté des mœurs.

Médicalement parlant, dans les six mois compris entre le
1er juin et le 1er décembre 1894, il a été passé 1.859 visites ; sur
ce nombre, 151 femmes ont été reconnues malades.

« Ce chiffre de 151 mérite de fixer l'attention, car il repré-
sente, à lui seul, un bon tiers de plus des femmes arrêtées
pendant une année entière avant notre entrée en fonctions »

En effet, en 1892, il n'y eut que 103 malades ; en 1893, il y
en eut 89 ; en 1894 jusqu'au 1er juin : 47 ; ce qui fait, au total,
pour 1894 : 118.

« Notons, en passant, que le nombre des visites était resté
sensiblement le même, de sorte que notre épuration a porté
sur 8 pour 100 environ, tandis qu'elle n'atteignait pas 3 pour
100 auparavant. » (loc. cit.)

Contre-coup sur la morbidité vénérienne masculine. —
Le contre-coup de ces mesures prophylactiques ne tarda
pas à se faire sentir. Le nombre des hommes (civils et militaires) diminua rapidement dans les salles du service, et les
statistiques de 1895 fournirent des chiffres très inférieurs :
ainsi, en 1894, le service reçut 413 civils ; mais en 1895, le chiffre tomba à 151.

En 1894, les militaires donnèrent 169 malades.

En 1895, le chiffre tomba à 128.

Il avait été de 216 en 1892, et 259 en 1893.

Mais, une fois le coup de balai donné, l'épuration pratiquée
dans de si larges proportions, on devait nécessairement arriver à un chiffre moyen, normal pour ainsi dire, de morbidité
vénérienne. Ce chiffre peut être fixé à 5 pour 100, comme le
montre le tableau ci-dessous :

Années	Nombres de visites	Nombres de malades	Moyenne pour 100
1892.		103	
1893.		89	
1894 { 1er semestre.		47	
1894 { 2me semestre.	1 859	151	8
1895.	3.867	246	5,9
1896.	4.063	184	4,6
1897.	4 872	218	4,9

Ces chiffres sont pris en bloc.

Mais, tandis que la proportion est à peu près la même pour les filles soumises régulièrement aux visites, soit *en maisons*, soit *en ville* (oscillant entre 4,5 et 6 pour 100), elle est, pour les clandestines de 38,8 pour 100 en moyenne; ce qui ramène à 3,5 pour 100, environ, la moyenne de la morbidité vénérienne des filles soumises.

On voit ainsi combien s'impose la surveillance des filles *insoumises*

Le nombre des arrestations pour prostitution clandestine, s'éleva, en 1897, à une centaine.

AFFECTIONS VÉNÉRIENNES DIVERSES RELEVÉES CHEZ LES FEMMES

Années	Blennorragie	Chancrelle	Syphilis	Divers	TOTAL
1892.	60	8	28	7	103
1893.	44	7	36	2	89
1894 { 1er semestre.	20	1	23	3	47
1894 { 2me semestre.	57	9	90	—	156
1895.	145	17	84	—	246
1896.	135	7	40	2	184
1897	162	7	45	4	218

A noter que les deux tiers des blennorragies sont fournies

par les isolées, alors que les maisons fournissent plutôt de la syphilis (deux fois, au moins, autant que les isolées).

Quant aux clandestines, elles sont atteintes aussi fréquemment de l'une que de l'autre affection, et, le plus souvent, des deux à la fois, dans la proportion énorme de 38 pour 100 environ.

Il est intéressant d'établir un tableau semblable pour les hommes. Les chiffres ci-dessous permettront d'établir un rapprochement entre l'élément contagionnant et l'élément contagionné.

AFFECTIONS VÉNÉRIENNES DIVERSES RELEVÉES CHEZ LES HOMMES

Années	Blennorragie	Chancrelle	Syphilis	TOTAUX	Totaux des militaires (en bloc)
1892	87	50	64	201	216
1893	87	114	64	265	259
1894	96	69	112	277	169
1895	88	29	61	178	128
1896	96	19	50	165	73
1897	71	22	33	126	83

Il résulte clairement de la lecture de ce tableau, comparé à celui des femmes, que les affections vénériennes vont en diminuant très sensiblement chez les hommes, alors qu'elles augmentent chez les femmes.

Cette constatation, qui semble paradoxale tout d'abord, est facile à expliquer; en effet, plus on annihile les chances de contagion, moins on voit de contagionnés.

Les conclusions que tire le docteur Monseret de son rapport si détaillé, sont les suivantes:

1º Avant notre entrée au service, peu de femmes arrêtées; nombreux malades entrés à l'hôpital ou aux infirmeries régimentaires.

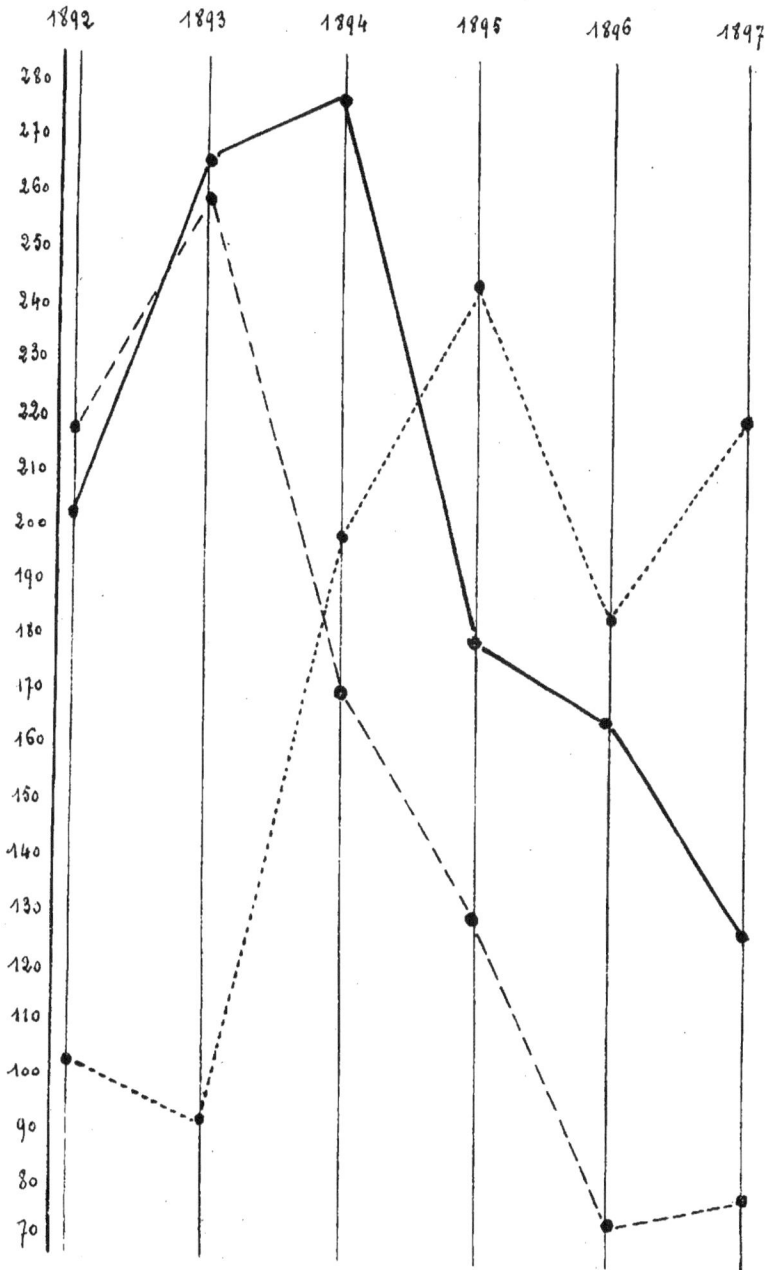

Graphique Comparatif du nombre de malades

——— Civils   — — — Militaires .   ... Femmes

1892   1893   1894   1895   1896   1897

(OFFICIEL)

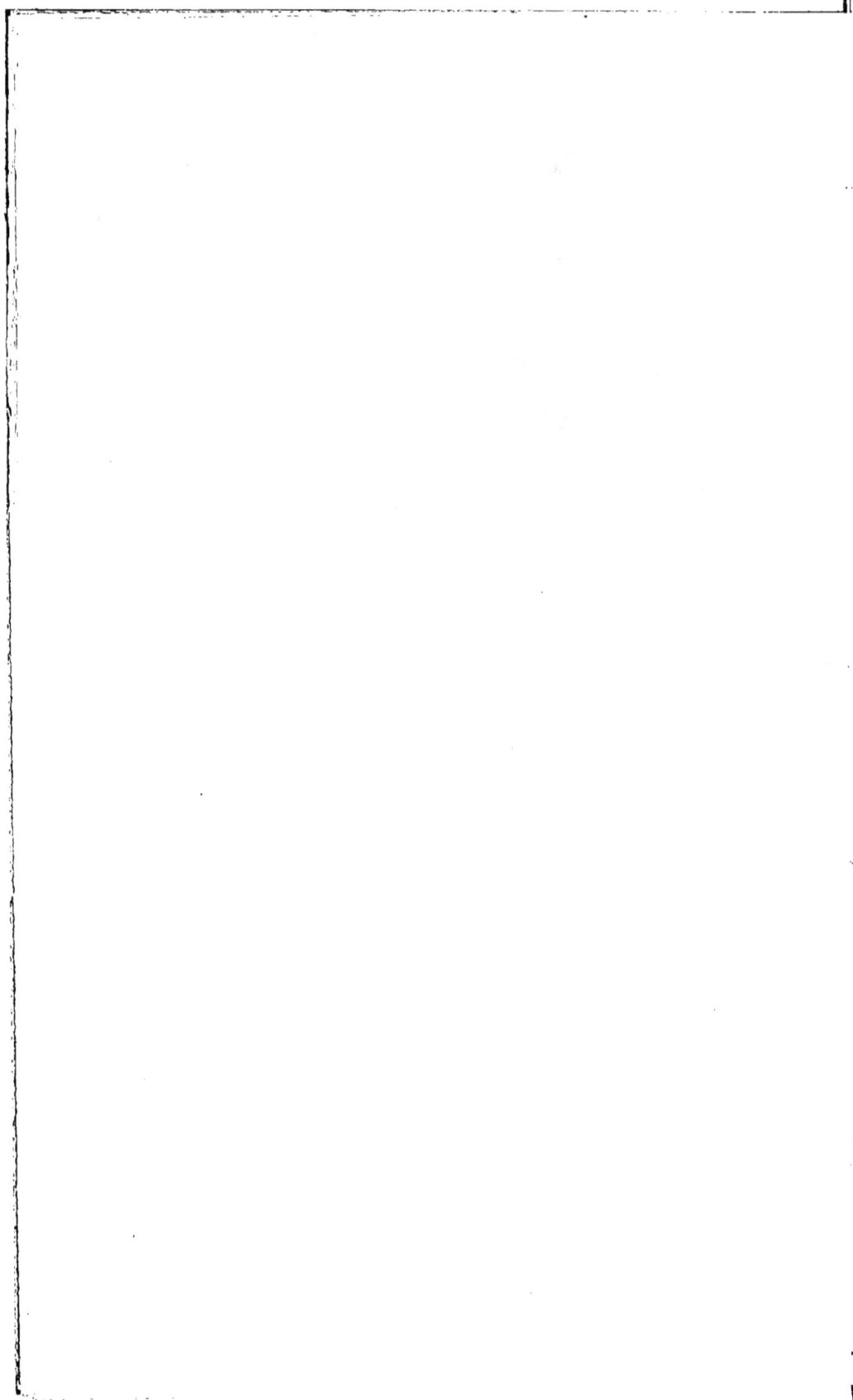

A partir de 1894, augmentation brusque des femmes arrêtées, diminution non moins brusque des hommes contaminés ;

2° La diminution de chaque variété d'affections vénériennes est constante chez les hommes : elle est surtout remarquable pour la syphilis ;

3° Les plaintes pour contagion adressées à l'autorité, soit par les civils soit par le service de santé militaire, très nombreuses avant 1894, sont devenues, depuis, fort rares.

Ces résultats proclament indiscutablement l'excellence du rattachement du service des mœurs à la clinique vénéréologique de l'hôpital suburbain.

§ IV. — Fonctionnement du service des mœurs. — État actuel du service médical.

Depuis de longues années déjà, il n'existe plus à Montpellier que trois maisons de tolérance : deux situées dans un faubourg (la cité Suez) en dehors des boulevards extérieurs ; la troisième en ville depuis six ans.

Cette dernière est fréquentée par les jeunes gens de situation aisée ; les autres par des gens moins fortunés ; employés, militaires, ouvriers.

Ces trois maisons gérées par le même tenancier, sont évaluées à cent mille francs. Les filles n'y reçoivent du gérant que le vivre et le couvert. Ces établissements sont surveillés par un inspecteur ayant quatre agents sous ses ordres. Plusieurs fois par semaine, ces agents s'assurent qu'aucune infraction au règlement général de la police des mœurs n'est commise ; qu'aucune femme n'y a été admise sans déclaration préalable, et sans avoir été inscrite sur le registre des filles publiques, etc.

De plus, deux gardiens de la paix sont en permanence au poste spécial créé pour la surveillance de ces quartiers excentriques. Les commissaires de police s'assurent également qu'aucun mineur des deux sexes ne se trouvent à la même heure dans aucune de ces trois maisons.

Les médecins ne passent pas de visites sanitaires dans les maisons même.

RECRUTEMENT. —. Il n'y a pas, dans la région, de courtiers spéciaux pour ce genre de commerce ; les gérants s'adressent généralement aux tenanciers des villes voisines, et des échanges ont lieu, selon la volonté du gérant ou de la fille publique qui demande à s'en aller.

Une fille arrivant dans une maison, doit produire son acte de naissance ; si elle n'en a pas, un extrait est réclamé à la mairie du lieu d'origine. Ainsi on se prémunit contre les fausses déclarations.

Un état des filles de maisons et des filles soumises libres est tenu à jour. Dans cet état, on signale, à côté des noms et prénoms de la femme : le lieu d'origine, la date de naissance, la filiation, l'état civil en regard du mariage (célibataire, mariée, divorcée, séparée, veuve) ; la profession avant l'inscription, les antécédents judiciaires, l'état sanitaire, la façon dont elle est entrée dans la maison, la durée moyenne du séjour, enfin les causes de la chûte de la femme.

On a constaté, naguère, un accouchement parmi ces femmes ; il a eu lieu à la maternité.

Les crimes et délits ont été très rares, pour ne pas dire nuls, dans ces maisons, depuis longtemps.

DÉTENTION ADMINISTRATIVE. — Il n'y a pas, à Montpellier, d'établissement de détention administrative. Conformément au règlement du 27 juillet 1890, concernant les filles publiques, celles qui contreviennent aux dispositions qui y sont contenues, sont conduites au dépôt de sûreté, et remises en liberté le lendemain ; si elles se soustraient à la visite, elles sont conduites au bureau du service sanitaire, où elles sont examinées par le médecin de service, et conduites ensuite à l'hôpital, si elles sont reconnues atteintes, ou suspectées de mal vénérien; dans le cas contraire, elles sont mises en liberté.

EXAMEN MÉDICAL DES FILLES. — Il existe à Montpellier, actuellement, trois dispensaires : un à l'Hôtel de ville, un autre au poste du quartier dit cité Suez, et le dernier au commissariat de police du 4ᵐᵒ arrondissement.

Trois médecins, dont le Directeur du service municipal d'hygiène, assurent le service à tour de rôle.

Ces visites sanitaires sont hebdomadaires et ont lieu : le mercredi, pour la moitié des filles de maison et la moitié des filles soumises libres, le vendredi, pour l'autre moitié. Ces visites sont gratuites.

Toutes les filles reconnues atteintes de maladies vénériennes sont admises à l'hôpital. Elles sont réunies dans une salle spéciale le *Dépôt de police*.

DISPARITION PROGRESSIVE DES MAISONS DE TOLÉRANCE. — Depuis trente ans, les maisons de tolérance ont disparu dans des proportions qui annoncent leur extinction prochaine.

Plusieurs causes contribuent à cette éventualité :

1° La prostitution clandestine s'est développée d'une façon effrayante; le moraliste et le médecin doivent chercher d'autres moyens de lutte, car la surveillance constante, les règlements actuels sont impuissants à enrayer ce fléau.

2° Les filles soumises préfèrent être libres que rester pensionnaires d'un tenancier.

3° Les arrêtés règlementant la prostitution n'ont que des sanctions inefficaces pour les filles libres.

4° L'immoralité va grandissant, surtout dans les villes populeuses, et certaines catégorie sociales, autrefois indemnes, n'échappent pas à cette décomposition. Les hommes spéciaux ont à cet égard, des opinions très affirmatives.

FILLES SOUMISES LIBRES — *Inscription*. — Quand il est notoire qu'une fille, une femme s'offrent à tout venant et fréquentent les lieux où l'on se perd, on les convoque au Commissariat central de police, où l'on établit leur identité. Des conseils paternels leur sont donnés, afin de les soustraire à l'inscription.

Si les parents habitent la localité, on les informe de l'inconduite de leur fille et du premier avertissement qui lui a été donné. Si la fille ne se corrige pas, son inscription est ordonnée d'office par l'administration municipale, sur la proposition du service des mœurs.

Il n'existe à Montpellier, ni patronage, ni maisons d'assistance ou de placement laïques pour provoquer la réhabilitation morale de la femme ou pour la retenir sur le bord de l'abîme.

Les filles qui n'ont pas atteint l'âge de vingt et un ans ne sont pas inscrites sur les registres du dispensaire. Elles sont portées sur un état spécial des filles mineures surveillées et astreintes aux visites sanitaires.

NOMBRE ET NATURE DES MALADIES VÉNÉRIENNES CONSTATÉES (EN 1901).
CHEZ LES INSCRITES LIBRES

| Chancre infectant | Syphilis | | Affections blennorragiques et dérivées | Autres affections vénériennes |
	Secondaire	Tertiaire		
35	18	15	56	Néant

(1) L'Établissement *Religieux* de Nazareth reçoit et relève les filles repenties.

RADIATIONS. — Lorsqu'une fille veut obtenir sa radiation du registre des filles publiques, elle doit adresser, une demande motivée à l'administration municipale.

Elle doit prouver aussi qu'elle est en état de pourvoir à ses besoins ordinaires par un mariage légitime ou l'exercice d'une profession honnête, ou qu'elle est réclamée soit par sa famille, soit par une personne honorablement connue.

Elle elle est alors provisoirement dispensée des visites sanitaires par le Maire.

La radiation ne devient définitive qu'au bout de six mois de dispense provisoire, s'il est reconnu qu'elle ne se livre plus à la prostitution et qu'elle se conduit bien. Ajoutons, enfin, que la femme de maison, à Montpellier est toujours tenue renfermée, et qu'elle ne sort jamais seule ; qu'elle obtient, lorsqu'elle le demande, la permission d'aller au théâtre ou à la promenade, accompagnée par la tenancière.

Elle peut recevoir chez elle, qui elle veut : parents, amis, ou clients, sauf des clients mineurs.

Mais qui lui indique, en beaucoup de circonstances où les apparences sont trompeuses, qu'un client est mineur ou ne l'est pas ?

LISTE CHRONOLOGIQUE DES RÈGLEMENTS MUNICIPAUX VISANT LA POLICE DES MŒURS

Depuis 1789, le service des mœurs a été réglementé, à Montpellier, par divers arrêtés pris aux dates suivantes :

1° 14 mai 1828;
2° 30 novembre 1833 ;
3° 13 novembre 1834 ;
4° 31 octobre 1858 ;
5° 24 juin 1871 ;
6° 15 novembre 1872 ;
7° 25 juillet 1885 ;
8° 27 juillet 1890 ;
9° 7 août 1893.

Avant le 14 mai 1828, les règlements de police, en vigueur à Montpellier, dataient du 17 prairial, an 8 (6 juin 1800) ; et de 1834 à 1871, un seul arrêté réglementant la prostitution fut pris : le 3 octobre 1858.

Durant cette dernière période, presque toutes les filles soumises étaient en maisons, et très peu se faisaient inscrire dans la catégorie des filles libres.

Le nombre de maisons, qui était alors de 19 (pour 50.000 habitants), *est descendu, depuis plusieurs années,* à 3 (pour 75.000 habitants).

Après 1871, l'administration municipale, voulant limiter la trop grande liberté laissée aux filles isolées par les règlements de 1828, 1833 et 1834, prit les arrêtés successifs indiqués plus haut.

Il en résulta la création de dispensaires, la gratuité des visites, les soins donnés aux filles qui, jadis, étaient reconduites par la gendarmerie au lieu de leur dernière résidence.

PROSTITUTION CLANDESTINE (1). — Si les maisons de tolérance disparaissent peu à peu, en revanche, la prostitution clandestine s'est démesurément développée et le nombre des maladies vénériennes augmenta dans de fortes proportions de 1880 à 1885. Cela tenait, surtout, à ce que des cafetiers malhonnêtes employaient des jeunes filles comme garçons de cafés, au détriment des cafetiers honnêtes. D'où, commerce d'immoralité à *table ouverte*, maladies vénériennes nombreuses, scandales et plaintes de toute part. Il en résulta un arrêté, pris le 25 juillet 1885, empêchant les filles de service dans les établissements publics, de se mêler aux consommateurs et de stationner à la porte de leurs débits.

(1) Il y a Montpellier : 20 à 30 filles soumises (en maison) ; 100 à 120 insoumises (en carte) ; des filles inscrites libres (mineures ne pouvant pas être mises en carte) ; les clandestines (non inscrites).

Malheureusement, beaucoup de ces filles font, parfois, un travail presque fictif de quelques heures chez des filles galantes richement soutenues ; il en est d'autres qui pratiquent discrètement leur vilain métier, et celles-là échappent aux visites médicales. Voilà un grave danger.

Ajoutons encore que des condamnations sont prononcées parfois contre des débitants, pour *excitation des mineures à la débauche,* etc.

Enfin sur le vu des *États des maladies vénériennes* des régiments, l'autorité militaire a consigné, à plusieurs reprises, certains cafés aux militaires de la garnison (1).

Telles sont les données générales relatives à l'exécution du service des mœurs à Montpellier. Étudions maintenant les causes psychologiques, géographiques, sociales ou autres de la prostitution fermée, libre ou clandestine à Montpellier.

Les tableaux qui suivent complètent ce 1er chapitre de notre travail.

DÉPARTEMENT DE L'HÉRAULT   VILLE DE MONTPELLIER

STATISTIQUE RELATIVE AUX MAISONS DE TOLÉRANCE
ET AUX INSCRIPTIONS DE FEMMES SUR LE REGISTRE DE LA POLICE

Année	Proportion totale	Nombre de maisons
1856	50,000	19
1866	50,000	19
1876 . . . ,	65,000	9
1886	71,000	6
1896	73,000	3
1902	76,364	2

(1) Lorsqu'un militaire déclare une fille introuvable, un agent des mœurs le conduit dans la rue, devant la maison où il dit avoir été empoisonné ; il faut qu'il désigne l'étage, l'on ne tarde pas alors à trouver la fille malade.

(Plus la population s'accroît, plus le nombre des maisons diminue).

STATISTIQUE SPÉCIALE DE 1901 (dernier recensement)

Population 76,364 SAVOIR :

	Nombre de maisons	Nombre de femmes	Années de l'ouverture de ces maisons	Femmes malades en 1901	
				Syphilis	Blennorragie
Agglomérée	65,001				
Militaire..	2,599	3	20 2 en 1877	10	2
Maritime .	Néant		1 en 1894		
Ouvrière. .	35,492				
Étudiante..	1,609				

DÉPARTEMENT DE L'HÉRAULT   VILLE DE MONTPELLIER

TABLEAU DES INSCRIPTIONS ET RADIATIONS
(En dehors des maisons de tolérance)

Nombre de femmes inscrites				Nombre d'inscriptions effectuées (1886-1901)		Nombre de radiations et d'inscriptions (1886-1901)				Age de l'inscription		Age de la radiation		
1876	1886	1896	1901	d'office	sur demande des intéressés	sur demande des intéressés	par vieillesse ou infirmités	par mariage ou décès		21 à 23	23 à 25	25 à 35	35 à 45	au dessus
—	—	—	—	644	1065	14	5	24		1218	491	8	30	5
89	55	139	87	1709		43				1709		43		

CHAPITRE II

§ 1. — **Causes géographiques, psychologiques, sociales, des prostitutions fermées, libres et clandestines, à Montpellier. — Rapport de la morbidité vénérienne féminine avec la morbidité vénérienne masculine, civile et militaire...—**

Montpellier est une ville de 76.364 âmes, plutôt commerçante qu'industrielle. C'est ainsi que la population ouvrière vivant de ses industries, ne tient pas une grande place dans la genèse de la prostitution à Montpellier.

On ne doit donc pas rencontrer, dans notre ville, cette nombreuse population usinière, si agglomérée dans les villes du Nord et du Centre, surtout, et où la promiscuité augmente dans de larges proportions le péril vénérien.

En revanche, la situation à Montpellier, eu égard à sa population spéciale, est peut-être plus périlleuse au point de vue des maladies vénériennes, car elle compte 12.553 filles ou garçons de 15 à 24 ans.

En voici le détail :

1° *Population Universitaire* (1902-1903)

Droit . . . 549 étudiants, (dont 6 femmes, russes)

Médecine . 548 — (dont 61 femmes : 52 Russes, 6 françaises, 3 bulgares)

Pharmacie . 213 — (dont 6 femmes françaises)

Lettres . . 135 — (dont 7 femmes : 2 françaises, 1 anglaise, 4 russes)

Sciences . 241 — (dont 42 femmes : 41 russes, 1 française)

Total . . 1686 Étudiants ou étudiantes.

2° *Population militaire* :

Près de 3000 hommes

3° *Population aux divers âges*. D'après le recensement de 1896, nous trouvons :

De 15 à 19 ans accomplis : 3020 garçons (dont 9 mariés seulement)

3388 filles (dont 92 mariées, 1 veuve)

Total 6408 (6306 non mariés).

De 20 à 24 ans accomplis : 4780 garçons (dont 258 mariés)

3978 filles (dont 1042 mariées)

Total 8758 (7458 non mariés).

Soit, au total : 7533 + 5020 = 12553 célibataires.

Voilà donc 12553 unités, dans l'âge de la fougue génésique irréfléchie, qui doivent fournir un gros appoint aux maladies vénériennes, sans préjudice des individus d'autres âges.

Ces chiffres correspondent à un total de 73,659 habitants, non compris les militaires (Recensement de 1901), soit : 34,821 hommes, 38,835 femmes.

Notons, en passant, que les veuves paraissent s'accommoder plus facilement que les hommes de l'état de viduité, puisqu'il y a, à Montpellier :

De 25 à 100 ans : 1,582 veufs et 5.029 veuves (1).

C'est que les veuves acceptent bien mieux, volontairement ou par résignation, le silence génital définitif, que les hommes ; ceux-ci, plus libres, s'obstinent et s'usent à vouloir trop longtemps garder la parole quand ils vieillissent. (2) Et

(1) Veufs de 45 à 60 ans : 447   Veufs de 60 à 80 ans :   807.
   Veuves de 45 à 60 ans : 1690   Veuves de 60 80 ans :   2239.

(2) Il va sans dire que l'homme s'use, d'autre part, plus vite que la femme par suite des fatigues de sa profession et des soucis de sa situation de chef de famille.

cela s'explique, d'ailleurs, par des considérations sociales et physiologiques que l'on peut résumer ainsi :

L'homme n'est apte à engendrer que plus tard après la femme. Puis, au moment où décline sa puissance génésique, il est, le plus souvent arrivé à l'apogée de sa carrière. Ses enfants sont casés ; Il a des émoluments supérieurs. Il jouit d'une autorité, d'un crédit qui lui permettent, dans les milieux officiels, de faire des heureux, et de dispenser des faveurs, — Et pour en obtenir, on lui en offre... Et cet homme, qui se trouve sur l'autre versant de la vie, où l'on dévale vite vers la tombe, ne songe pas que chacun de ses faux pas l'accule sûrement à la paralysie générale, au ramollissement, à la mort par le cœur.

Il est un âge difficile : de 50 à 56 ou 60 ans, où l'on voit mourir beaucoup d'hommes, veufs ou mariés, et la cause de leur mort n'est souvent que la prétention de beaucoup d'entre eux, déjà vieillards précoces, de vouloir toujours « être ».

On dirait qu'un renouveau s'éveille, alors, chez un certain nombre, comme s'ils sentaient les dernières tiédeurs de leur automne sur le point de disparaître à jamais. Et c'est pourquoi nous voyons des hommes d'un âge plus que mûr, — de ceux qui devraient être des Sages, — nous apporter, dans les hôpitaux, la preuve qu'on est imprudent à tout âge.

Mon père m'a confirmé que, dans la clientèle civile, on avait souvent affaire à des accidents vénériens fraîchement éclos chez des hommes plutôt vieux que mûrs, tandis que dans notre milieu social, on ne voit pas les mêmes anachronismes chez les femmes.

Milieu d'élection des maladies vénériennes

L'origine des prostituées, des prostituées clandestines, surtout (puisque celles-ci constituent l'immense majorité (1),

----

(1) La réglementation ne porte que sur un nombre restreint de prostituées.

est à Montpellier ce qu'elle est à Paris. D'après le professeur Brousse, elles se recrutent, surtout, parmi les domestiques, et particulièrement les bonnes de café et d'auberge, les ouvrières (couturières, employées de magasins, etc. (1)

En ce qui concerne la fréquente prostitution des domestiques, elle provient de ce que celles-ci, qui se recrutent particulièrement dans l'Aveyron, arrivent à Montpellier pour chercher une place, et, se trouvant au dépourvu, acceptent du travail dans un milieu souvent interlope.

D'autre part, la rencontre du *pays*, sous le bourgeron de l'ouvrier, la capote du soldat, fait souvent chanceler leur vertu, quand celle-ci n'est pas bien assise (*Rapport cité*).

Ce sont également les domestiques qui tiennent la tête des prostituées clandestines à Paris, à Bordeaux (Pascal).

D'après le tableau de Commenge (Professions, 1878-1887) (2), nous trouvons, sur 6,842 insoumises ou clandestines :

2.681 domestiques.

1.326 couturières, lingères.

614 blanchisseuses.

307 journalières et sans profession

207 fleuristes.

218 mécaniciennes.

Ceci est évidemment la rançon de l'isolement, du défaut de défense, ou de la misère.

(1) Rapport sur l'état sanitaire de la ville de Montpellier au point de vue de la syphilis et des maladies vénériennes, envoyé le 24 avril 1899, au docteur Ozenne (de Paris), pour la conférence de Bruxelles (*Communiqué*)

(2) Commenge : *La prostitution clandestine,* Paris, 1897).

Mais, à la fin de la longue liste, nous trouvons aussi la rançon du vice, sous la forme de :

Compositrices.	3
Dame de compagnie.	1
Danseuses	9
Employées de commerce.	64
Écuyères.	4
Gouvernantes.	3
Institutrices.	8
Maîtresse de piano.	1
Musiciennes.	4
Peintre en éventail.	1
Professeur de langue.	1
Professeur, etc.	1

Ample matière à refléxions pour les philantropes et les sociologues.

Parmi les conditions qui favorisent la prostitution à Montpellier, il faut signaler, nous l'avons dit, la présence d'une nombreuse jeunesse universitaire ou militaire, la promiscuité des sexes dans un certain nombre de grands magasins et d'établissements industriels, mais, — nous l'avons déjà remarqué, — pas au même point qu'à Paris, ou dans les grandes villes du Nord.

CHIFFRES DU DERNIER RECENSEMENT (1). — Le dernier recensement de Montpellier (1897), permet d'établir que sur 73.659 habitants, sauf les militaires, il n'y en a que 46.988 qui soient nés dans dans le département, soit un peu plus des deux tiers.

(1) Le recensement de 1901 n'a pas fait la répartition des habitants par département, travail trop long, paraît-il, mais économie regrettable.

Les autres départements qui fournissent le plus d'étrangers à Montpellier, sont :

L'Aveyron	5.975
Le Gard.	3.989
La Lozère. . ·	1.378
Le Tarn.	1.499
L'Aude.	1.343
Les Pyrénées-Orientales	581
L'Ariège	532
L'Ardèche, etc.	532
Total . .	15.829

soit 15.829 habitants fournis par les départements limitrophes, presque tous pays montagneux.

Pauvres, dans leurs ingrates montagnes où le plus rude travail rend peu, désireux de se soustraire au joug de la terre qui les attend en majorité, ou de gagner de l'argent plus vite et en plus grande quantité, les hommes de ces régions descendent dans la plaine pour y servir d'hommes de peine, de garçons de restaurant, marchands de charbons, — durs métiers, mais sans morte saison ; — les femmes servent comme domestiques. Industrieuses, économes et âpres au gain, la plupart s'établissent plus tard, mais un bon nombre alimente la prostitution timide, d'abord, puis clandestine, puis hardiment ouverte.

Ceci dit, bien entendu, sans préjudice de la part que prend à la galanterie plus raffinée la grisette montpelliéraine, mais part bien moins grande, puisqu'elle vit dans sa famille, où elle est tenue et surveillée.

Et ce qui montre bien que ce ne sont que les circonstances ambiantes qui font sombrer ces montagnardes, à Montpellier, et que la plupart avaient quitté leur pays avec de bonnes

résolutions, c'est qu'à Paris, ce rendez-vous de tout les effon-
drements moraux, les départements montagneux du Midi
n'apportent qu'un contingent insignifiant à la prostitution
clandestine.

C'est ainsi que le tableau de Commenge (1), sur 6842 insoumises, ne signale que les chiffres suivants :

      De l'Aveyron. 35
      De l'Ardèche 6
      Du Gard. 6
      De la Lozère. 2
      De l'Aude 3
      Des Pyrénées-Orientales 5

tandis que les départements de la Seine, Seine-et-Marne,
Seine-et-Oise, Seine-Inférieure, fournissent près de 3.000
insoumises.

La prostitution clandestine est encore favorisée, à Montpellier, par l'existence d'un certain nombre de maisons de
rendez-vous, cependant moins nombreuses qu'autrefois,
grâce à une guerre acharnée que leur a fait la police des mœurs.

Il existe un établissement religieux (Nazareth), pour les
filles repenties. Le même établissement et un autre, religieux
aussi, reçoivent les jeunes filles mineures présentant de mau-
vais penchants, qui y sont placées par leurs parents.

Nous signalerons tout particulièrement comme un fléau
certaines baraques des foires qui se tiennent à Montpellier,
deux fois par an. — Parmi ces baraques *de passe*, certains
tirs tiennent le premier rang, et mon père a eu à soigner, il
y a quelques années, trois mineurs de 15 ans, qui, au sortir de
l'école voisine, étaient allés timidement, *faire un carton*.

Des filles jeunes aussi, fort délurées, de 19 à 20 ans, guettent

(1) Loc. cit., *Naissances par départements* (1898-1887), p. 302-303.

ces éphèbes, et, pour quelques pièces de billon, les empoisonnent. Un répondant, majeur, est évidemment derrière.

Je me souviens des appels réitérés que nous faisaient ces filles, à notre sortie des classes, et de l'insistance qu'elles mettaient à nous faire franchir le seuil de leur établissement.

Que les fonctionnaires chargés de ce service fouillent aussi ces bicoques, moitié toile, moitié roulotte, où l'on est invité à entrer pour voir... le rébus qui figure sur l'enseigne ; là pas de boniment, pas de tréteaux : sphinx ou phénomène vivant, une femme à la porte, qui fait signe de l'œil et du sourire, et au-dedans soi-disantes attractions. Plus d'un novice s'y est laissé prendre. — Et, lorsque une semaine, deux semaines après la surprise, l'initié sans le vouloir ressent des troubles, des douleurs dont il n'avait jamais entendu parler, mais qu'il cache encore à ses parents, car il a honte de sa minute d'oubli, — lorsqu'il se décide à tout avouer, la séductrice est déjà loin, et nul ne pourra l'atteindre au cours de sa vie éternellement nomade. (1)

AGE DES PROSTITUÉES. — C'est généralement à l'âge de l'adolescence, vers 17 et 18 ans, qu'après une première faute la plupart commencent à se prostituer. Les mineures constituent donc une grosse part des prostituées clandestines. Et, chose bizarre, on ne peut pas les mettre en carte, de par la loi, avant l'âge de 21 ans. De sorte qu'il faut les rendre à leurs parents ; et, si elles n'en ont pas, ou si ceux-ci refusent de les recevoir, elles sont condamnées à continuer leur métier clandestin, quoique surveillées, car la faute passée n'est pas de nature à les faire prendre dans un magasin ou dans un service ; dans une ville de moyenne importance, en effet, tout se sait.

(1) Les exhibitions de *danses du ventre* sont souvent des exhibitions de filles galantes.

Parmi les inscrites, l'âge varie de 24 ans, pour les filles de maisons, à 30 ans pour les filles isolées.

RELATION ENTRE LE NOMBRE DES PROSTITUEES ARRÊTÉES ET LES HOMMES CONTAMINÉS. — Il n'existe pas de statistique générale sur la fréquence des maladies vénériennes dans leurs rapports avec la population totale.

Mais il existe des statistiques portant sur certains groupes — la garnison par exemple; — d'autre part, il est fait dans les hôpitaux une statistique soigneuse des malades entrés pour maladies vénériennes. Voici ce tableau comparatif :

TABLEAU COMPARATIF (PROFESSEUR BROUSSE)

	Années	Nombre de femmes malades arrêtées	Nombre de vénériens à l'hôpital	Nombre de vénériens dans la garnison	Proportion par rapport à l'effectif
1re Période....	1892	103	201	216	70 $^o/_{oo}$
	1893	89	265	259	78 $^o/_{oo}$
2me Période...	1894 { 1er janvier au 1er juin / 1er juin au 31 décembre	47 / 150	277	169	42 $^o/_{oo}$
	1895	246	178	128	44 $^o/_{oo}$
	1896	184	167	73	23,7 $^o/_{oo}$
	1897	278	134	83	27,9 $^o/_{oo}$

La première période est antérieure à la réorganisation du service. La deuxième période comprend les années où le service a été rattaché à la clinique des maladies vénériennes, à l'hôpital.

Nous avons déjà fait remarquer que de ce tableau, il résulte qu'à mesure que le nombre de prostituées malades devient plus grand à l'hôpital, inversement le nombre de vénériens diminue d'une façon très sensible parmi la population masculine indigente, clientèle habituelle de l'hôpital, et encore plus parmi les militaires de la garnison.

Nous complèterons le tableau par les chiffres des années suivantes que nous avons relevés.

Années	2 juin	122°		
1898	28	57	85 vénériens (infanterie et hôpital).	
1899	62	45	108 —	—
1900	48	59	107 —	—
1901	47	45	92 —	—
1902	73	46	119 —	—

En prenant la moyenne des deux années 1898 et 1899, puis des trois années 1900, 1901, 1902, par rapport à un effectif moyen de 2,771, cela nous donne : pour 1898-1899, une proportion de 34 vénériens pour 1000 d'effectif, et pour 1900, 1901, 1903 une proportion de 38 pour 1000 d'effectif, proportion supérieure à celles de 1896 et 1897. — Notons que les vénériens du 13° chasseurs et des Sections ne sont pas compris dans ces chiffres.

En dehors de la transmission des maladies vénériennes par la prostitution et les rapports sexuels, les autres modes de contamination sont rares dans notre région ; on n'observe guère, d'après M. le professeur Brousse, que quelques faits de contagion par l'allaitement.

Le même praticien (*rapport cité*) a signalé l'extension de plus en plus grande des affections vénériennes, et particulièrement de la syphilis dans les campagnes, où elles étaient, jadis, très rares. Cette extension semble devoir être particulièrement attribuée au service militaire obligatoire pour tous et aussi aux périodes d'instruction des réservistes et des territoriaux, d'où certains reviennent avec la blennorragie ou la syphilis, qu'ils s'exposent à semer ainsi au foyer.

Outre la clinique des vénériens de l'hôpital Suburbain, il

Maladies vénériennes (syphilis, chancre mou, blennorragie) (1876-1900)

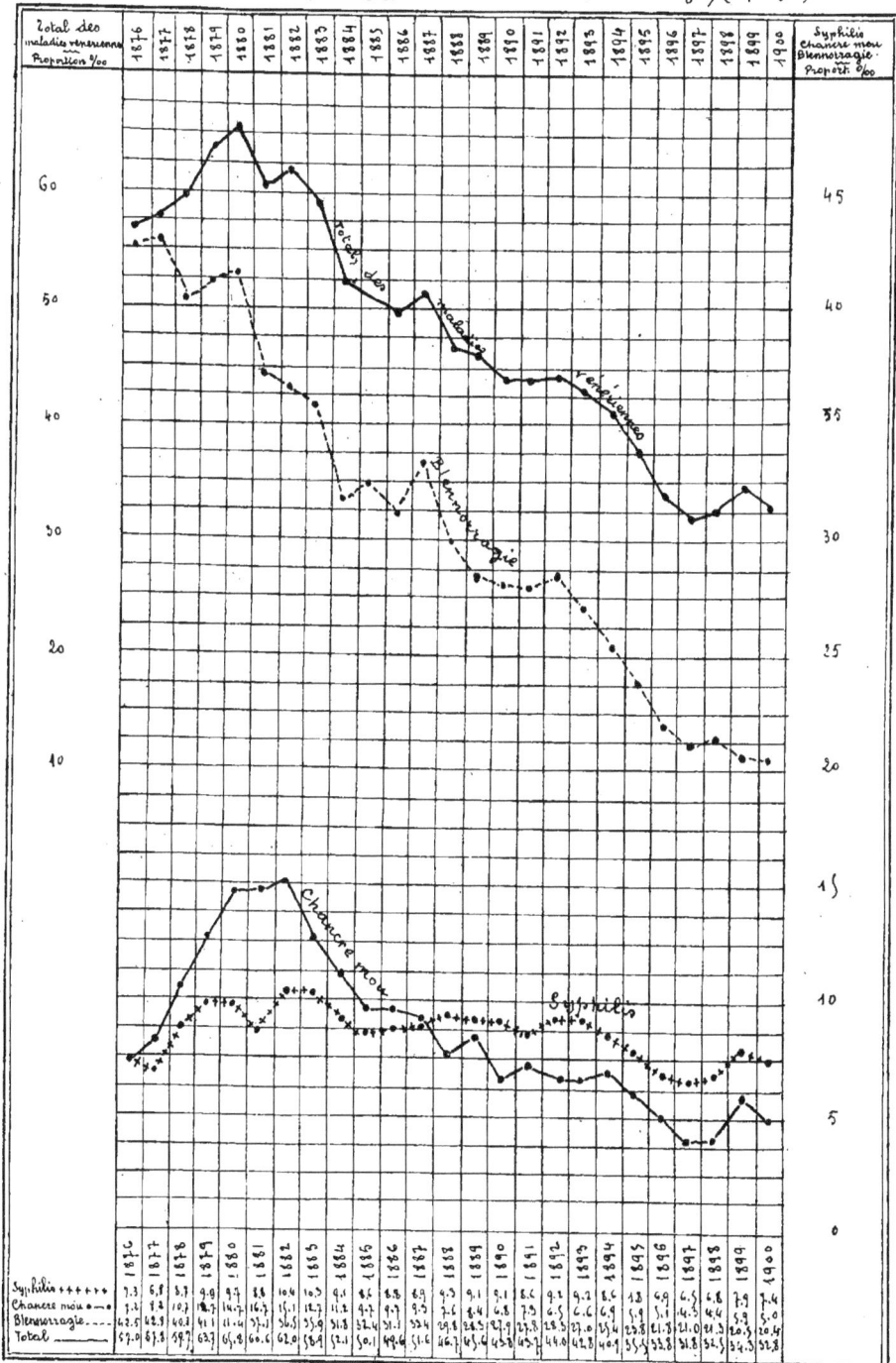

Total des maladies vénériennes
Proportion ‰

Syphilis
chancre mou
Blennorragie
Proport. ‰

	1876	1877	1878	1879	1880	1881	1882	1883	1884	1885	1886	1887	1888	1889	1890	1891	1892	1893	1894	1895	1896	1897	1898	1899	1900
Syphilis +++++	7.3	6.8	8.7	9.8	9.7	8.8	10.4	10.3	9.1	9.6	6.8	6.9	9.3	9.1	9.1	8.6	9.2	9.2	8.6	7.8	6.9	6.5	6.8	7.9	7.4
Chancre mou ●—●	7.2	7.2	10.3	12.7	14.7	16.3	15.1	12.7	11.2	9.7	9.7	9.3	7.6	8.4	7.5	6.5	6.6	6.9	5.9	5.1	4.3	4.4	5.3	5.0	
Blennorragie ----	42.5	42.9	40.8	41.1	41.4	37.1	36.5	35.9	31.8	32.4	31.1	32.4	29.8	28.5	27.9	27.8	28.5	27.0	25.4	22.8	21.8	21.0	21.3	20.3	20.4
Total ___	57.0	67.8	59.7	63.7	65.8	60.6	62.0	58.9	52.1	50.1	49.6	51.6	46.7	45.4	43.8	43.2	44.0	43.3	40.9	35.5	33.8	31.8	32.5	34.3	32.8

(OFFICIEL)

existe à l'Hôpital Général une polyclinique gratuite avec distribution de médicaments, se faisant deux fois par semaine, pour les vénériens indigents.

Les vénériennes libres y viennent relativement peu ; les vénériennes soumises pas du tout.

Une lacune est à signaler : les vénériennes libres sont reçues à l'hôpital dans les mêmes conditions que les malades ordinaires, c'est-à-dire en produisant un certificat de résidence dans la ville ou le département. De sorte que celles qui sont étrangères ne sont pas admises, mesure très regrettable au point de vue de l'hygiène publique.

§ 2. — Morbidité vénériennes dans le groupe militaire

Les maladies vénériennes sont, depuis les dix dernières années, en décroissance sensible dans l'armée, bien que leur chiffre total soit encore considérable, ainsi que le montre le tableau ci-dessous que nous avons composé en consultant la *Statistique médicale de l'armée,* depuis dix ans.

MORBIDITÉ VÉNÉRIENNE (1891-1902 INFIRMERIE ET HOPITAL)

Année	Syphilis	Propor-tion par 1000	Chancre mou	Propor-tion par 1000	Blennorragie	Propor-tion par 1000	Total	Propor-tion par 1000
1891	4410	8,6	3795	7,3	14544	27,8	22829	43,7
1892	4824	9,2	3418	6,5	14865	28,3	23107	44 »
1893	4824	9,2	3461	6,6	14211	27 »	22406	42 »
1894	4697	8,6	3751	6,9	13901	25,4	22349	40,9
1895	4355	7,8	3194	5,9	12984	23,8	20533	37,5
1896	3929	6,9	2897	5,1	12336	21,8	19162	33,9
1897	3817	6,5	2527	4,3	12315	21 »	18659	31,8
1898	4166	6,8	2704	4,4	18037	21,3	19907	32,5
1899	4785	7,9	3566	5,9	12420	20,5	20771	34,2
1900	4217	7,4	2872	5 »	11690	20,4	18779	32,8

Si nous divisons cette période décennale en deux : l'une

allant de 1891 à 1895 inclus, l'autre de 1896 à 1900 inclus, nous trouvons :

Période (1891-95) : moyenne annuelle des maladies vénériennes 22244 ; proportion pour 1000 : 41,6.

Période (1896-1900) : moyenne annuelle des maladies vénériennes 19455 ; proportion pour 1000 : 33.

Il y a donc progrès sensible, grâce à l'entente sérieuse et pratique du commandement avec les municipalités. Les visites sont devenues plus efficaces. C'est ce que nous avons également constaté pour Montpellier (1).

MORBIDITÉ COMPARÉE PAR CORPS D'ARMÉE

La morbidité vénérienne comparée a toujours donné les mêmes résulats depuis longtemps. Les analogies sont, chaque année frappantes.

Au premier rang, l'Algérie-Tunisie ; puis, les corps d'armée du Midi de la France : 15ᵉ, 16ᵉ corps ; puis le 3ᵉ corps (Rouen), et le gouvernement de Paris.

Le 16ᵉ corps est donc un des plus frappés depuis longtemps, moins que le 15ᵉ corps, cependant, ainsi que le marquent d'une façon indiscutable les quatre cartes qui suivent.

La gamme vénérienne s'étend de 99,6 p. 1000 (division d'Alger), en 1894, à 25 p. 1000 seulement, dans le 11ᵉ corps (Nantes), chiffre le moins élevé.

Le 16ᵉ corps occupe le 6ᵉ rang, sur 21, avec une morbidité vénérienne de 38,3 p. 1000.

Voici un tableau que mon père avait composé pour (1891-

(1) Les moyennes annuelles précédentes avaient été de :
    (1862-69) : 56 » pour 1000   (1886-91) : 47,5
    (1876-80) : 56,8   —   (1891-94) : 42,8
    (1881-85) : 54,9

MORBIDITÉ VÉNÉRIENNE (SYPHILIS, CHANCRE MOU, BLENNORRHAGIE) PAR CORPS D'ARMÉE — 1888-1900

De 20 °/₀₀ et au-dessous   De 20,1 à 30 °/₀₀   De 31,1 à 40 °/₀₀   De 40,1 °/₀₀ et au-dessus

(OFFICIEL)

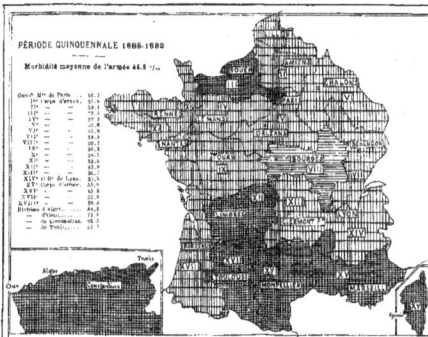

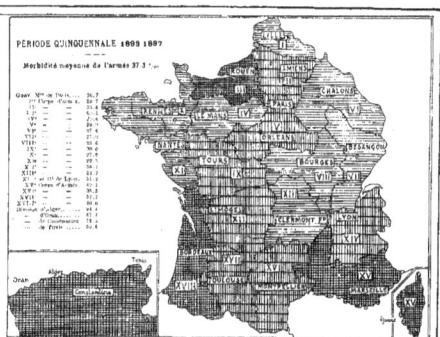

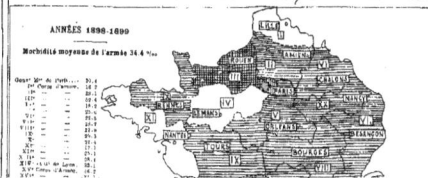

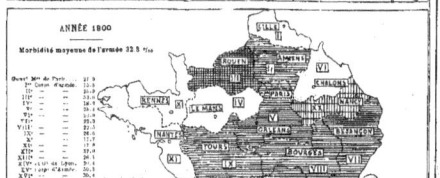

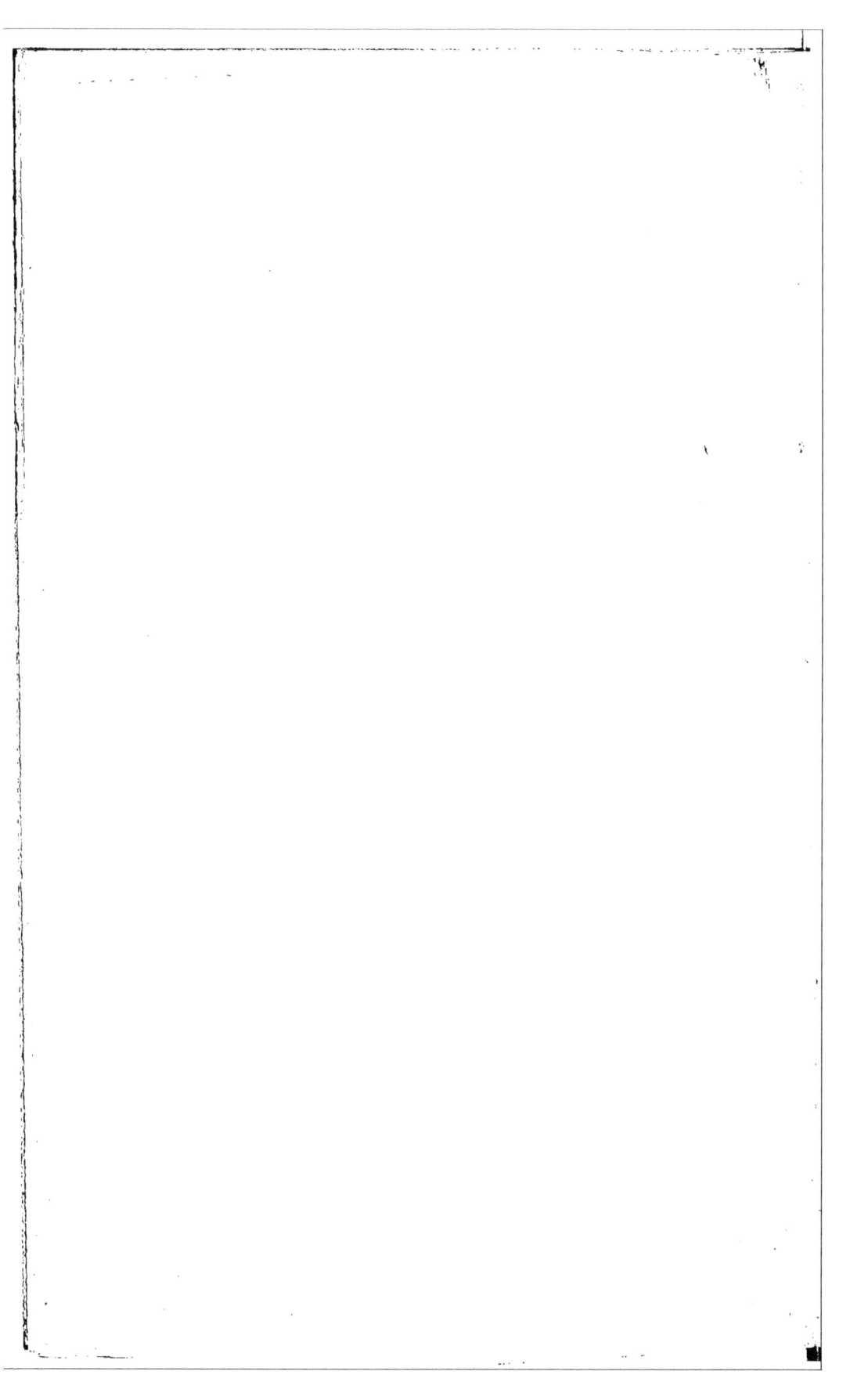

95) (1), et qui ne varie pas dans ses grandes lignes pour (1895-1900), d'après les recherches que j'ai continuées sur les documents parus depuis 1895.

MORBIDITÉ VÉNÉRIENNE PAR CORPS D'ARMÉE

(Moyenne de 1891-95)

N° du classem	Corps d'armée	N° de classment	Corps d'armée
1.	Division d'Alger	12.	5e corps (Orléans).
2.	3e corps (Rouen)	13.	14e — (Lyon).
3.	Div. de Constantine	14.	9e — (Tours).
4.	15e corps (Marseille)	15.	13e — (Rouen).
5.	Tunisie	16.	7e — (Bezançon).
6.	16e corps (Montpellier)	17.	8e — (Bourges).
7.	Division d'Oran	18.	10e — (Rennes).
8.	18e corps et gar. de Paris	19.	1er — (Lllle).
9.	17e corps (Toulouse)	20.	8e — (Reims).
10.	12e (Limoges); 2e (Amiens)	21.	11e — (Nantes).
11.	4e corps (Le Mans)		

Il va sans dire que tous ces chiffres ne sont qu'un minimum, car parmi les sous-officiers, qui ne sont pas astreints à la visite de santé, un certain nombre sont atteints de ces maladies, ainsi que l'a souvent constaté mon père, mais ne les déclarent pas, pour des motifs d'ordres divers.

Quant aux soldats, beaucoup dissimulent leur maladie tant qu'ils peuvent.

Ajoutons encore qu'il y a des doubles emplois, c'est-à-dire des hommes entrés plusieurs fois à l'hôpital ou à l'infirmerie, pour le même motif.

---

(1) A. Coustan, *Aide-memoire de médecine militaire*, 1887. (Maladies et épidémies des armées).

MORBIDITÉ VÉNÉRIENNE SUIVANT LES ARMES. — Ici, nous ne nous étendrons pas, nous contentant de noter que de l'examen des tableaux que nous avons composés, il ressort :

1° Que les armes restant toujours à Paris : *sapeurs-pompiers*, *garde républicaine*, ont été toujours fort atteintes.

Beaux hommes, bel uniforme, séjours fréquents dans les bals publics et les théâtres, en service, telles sont les causes principales de leurs succès aussi faciles que peu enviables (1).

2° Les corps français et indigènes, tenant garnison en Algérie et en Tunisie, sont ensuite les plus atteints. Il faut en excepter, cependant, les hommes des compagnies de discipline, des bataillons d'Afrique, qui jouissent de moins de liberté, ou occupent, dans l'extrême Sud, des garnisons dépourvues, ou à peu près, du groupe féminin spécial qui pullule dans les garnisons au climat plus clément.

D'une façon générale, ce sont les villes de garnison les plus peuplées qui comptent la plus forte proportion de vénériens. Il est de même pour les camps permanents et les places fortes.

MORBIDITÉ VÉNÉRIENNE MILITAIRE DU 16ᵉ CORPS PAR GARNISON

Hôpital et infirmerie (1901-1902-1903) (2).

Régiments	Garnisons	Effectifs de la garnison	Hôpital.			Infirmerie.			
			Syphilis	Chancres	Bleun.	Syphilis	Chancres	Bleun.	Totaux
12ᵉ infant.	Perpignan	1873	8	3	9	22	46	129	212
15ᵉ —	Castelnaudary	980	4	2	8	22	15	96	147
— —	Carcassonne	1086							

(1) Le chiffre des maladies vénériennes dans la garde républicaine est passé de 189 (en 1894), à 285 cas (en 1899).

(2) Les effectifs des garnisons se rapportent à l'année 1900, la dernière statistique militaire parue. Mais, d'une façon générale, ces effectifs sont peu variables.

17e	==	Béziers	1517	2	4	4	8	31	91	140
—	—	Agde	606							
81e	—	Rodez	1480	7	1	7	6	12	59	92
100e	—	Narbonne	1026	8	10	13	8	14	81	134
122e	—	Montpellier	2771	12	0	3	15	34	135	199
—	—	Cette	449							
142e	—	Lodève	1092	5	0	4	10	36	56	111
—	—	Mende	542							
143e	—	Albi	1946	2	0	0	6	9	59	76
17e drag.		Carcassonne	1086	4	3	6	19	8	52	92
13e chass.		Béziers	1517	6	2	7	17	7	56	91
—	—	Montpellier	771							
3e art.		Castres	2395	11	4	7	22	5	53	102
9e	—	Castres	2395	3	4	4	5	6	45	67
2e génie		Montpellier	2771	24	1	11	39	31	59	165
16e esc. tr.		Lunel	315	6	7	5	1	6	12	37
Infirmiers		Perpignan		7	6	22			1	36

10e bataillon d'artillerie de fort., pour mémoire.

Secrétaire d'état-major,   —

Commis et ouvriers,   —

Total de l'effectif du 16e corps : 18,715 hommes.

Nous tirons de ce tableau, concernant 3 années, le petit tableau suivant, qui donne la morbidité moyenne vénérienne d'un an, pour chaque garnison du 16me corps :

N° 1	100me Narbonne	1.026 hom.	43,5 0/0	
N° 2	15me Castelnaudary-Carcassonne .	2.066 —	40	—
N° 3	16me escadron train Lunel .	315 —	39	—
N° 4	12me Perpignan	1.873 —	37,9	—
N° 4 (bis)	122me et 2me génie Montpellier-Cette .	2.771 —	37,5	—
N° 5	17me Béziers-Agde	2.123 —	36,0	—
N° 6	142me Lodève-Mende . . .	1.634 —	23,4	—

4

N° 7	3ᵐᵉ art. 9ᵐᵉ art. Castres. . 2.695 — 23,3 —
N° 8	81ᵐᵉ Rodez . . . . 1.480 — 21 —
N° 9	143ᵐᵉ Albi . . . . 1.946 — 13 —

Nous présenterons plus loin les observations que nous suscite ce tableau, lequel n'est qu'approximatif, car, lorsqu'un corps est détaché dans deux garnisons, nous ne pouvons donner que sa morbidité vénérienne en bloc, la morbidité du détachement (effectif faible), nous ayant manqué.

MORBIDITÉ VÉNÉRIENNE PAR MOIS DANS LE 16° CORPS

Janvier. 186	Juillet. 149
Février. 189	Août 183
Mars. 106	Septembre. . . . 106
Avril. 141	Octobre. 95
Mai 160	Novembre. . . . 199
Juin. 137	Décembre. . . . 141

D'une façon générale, nous voyons que les garnisons de la plaine sont plus frappées par la morbidité vénérienne que les garnisons montagneuses : résultat plus certain de la pénurie de plaisirs faciles et dangereux que d'une rigide vertu.

Les racoleuses de profession n'aiment pas affronter les neiges : artistes de passage, foraines, ou filles sans travail, elles préfèrent le séjour de la plaine, l'hiver venu.

Quant aux mois les plus favorables aux maladies vénériennes, nous remarquons que :

Les mois les plus froids (novembre, décembre, janvier, février), ont fourni. . . . . 715 cas

Les mois tempérés (mars-avril, mai-juin). . . . 744 cas

Les mois les plus chauds (juillet-août, septembre-octobre). . . . . 533 cas

Cependant, il est bon de faire remarquer qu'en septembre et octobre, une classe entière manque, ce qui fait diminuer sensiblement le chiffre des vénériens.

De même, l'arrivée de la classe, le 15 novembre, amène au régiment des hommes déjà contaminés. Mais la continuité de l'élévation, en décembre, janvier, février, montre que les novices, loin de leurs familles et de leurs villages n'ont pas manqué de faire leurs premières armes, et que, sans méfiance, ils sont allés où on les appelait, la plupart dans les cafés louches, prendre le mal.

Il est, en été, un mois plus chargé que les autres : le mois d'août. C'est le mois de la liquidation. Les manœuvres approchent et tel, qui était atteint du mal vénérien depuis plusieurs mois, peu désireux d'aller aux manœuvre, va déclarer sa maladie, jusqu'alors soigneusement dissimulée.

L'année 1900, (la dernière publiée de la *Statistique médicale*) a donné une morbidité vénérienne de 18,779, soit une moyenne de 32,8 pour 1000 d'effectif.

Cette morbidité moyenne peut se répartir ainsi :

1° A *l'intérieur*.
Syphilis. . . . 6,8
Chancre mou 3,5   TOTAL : 27,7 p. 1000
Blennorragie 17,7

2° *Algérie-Tunisie*
Syphilis.. . . 14,6
Chancre mou 14,9   TOTAL : 65 p. 1000
Blennorragie 38,5

3° *L'Armée entière*
Syphilis. . . . 7,4
Chancre mou 5   TOTAL : 32,8 p. 1000
Blennorragie 20,4

PARALLÈLE ENTRE LES MORBIDITÉS FÉMININE ET MILITAIRE (1901-1902-1903)

Il nous paraît utile, maintenant de comparer la morbidité vénérienne de la garnison de Montpellier (1901-1902-1903), à la morbidité vénérienne : 1° des femmes de maisons, 2° des filles libres inscrites, 3° clandestines, pendant le même temps.

Les quatre Tableau A, I, II A, II B, nous fournissent les éléments nécessaires.

MOBIDITÉ VÉNÉRIENNE MILITAIRE (1901-1902-1903) (1)

TABLEAU A

	Syphilis	Chancre mou	Blennorragie	Syphilis	Chancre mou	Blennorragie	Syphilis	Chancre mou	Blennorragie
122ᵉ d'infanterie . .	9	18	32	1	7	37	2	6	38
2ᵉ Génie	23	16	9	22	8	17	20	9	44
Totaux	32	34	41	23	15	54	22	15	82
		107			92			119	

RÉSUMÉ DU TABLEAU I (ci-après)

	Syphilis	Chancre mou	Blennorragie	Syphilis	Chancre mou	Blennorragie	Syphilis	Chancre mou	Blennorragie
Femmes de maisons	6	2	14	8	2	2	5	0	8
		22			12			13	
(Effectifs)		23			22			20	

RÉSUMÉ DU TABLEAU II A (ci-après)

	Syphilis	Chancre mou	Blennorragie	Syphilis	Chancre mou	Blennorragie	Syphilis	Chancre mou	Blennorragie
Filles libres inscritᵉˢ	40	8	63	46	6	72	56	2	41
		111			124			101	
(Effectifs		114			87			98	

RÉSUMÉ DU TABLEAU II B (ci-après)

	Syphilis	Chancre mou	Blennorragie	Syphilis	Chancre mou	Blennorragie	Syphilis	Chancre mou	Blennorragie
Filles clandestines..	19	0	3	22	1	18	17	0	20
		49			41			37	
Effectif des visitées.		91			123			131	

Il ressort de la lecture de ces tableaux résumés que : tandis que la garni-

(1) Tableau A, formé avec des documents inédits gracieusement communiqués par MM. les médecins major de 1ʳᵉ cl. Ferrand et Rémy.

son avait . . .   182 vénériens (1900), 177 (1901), 151 (1902).

les prostituées de
    tout genres

fournissaient. . .   182   —   (1900), 177 (1901) 151 (1902).

PROSTITUTION

Contrôle sanitaire (*3 dernières années*)

I. — FEMMES DE MAISONS

1900

	Nombre des cas de maladies constatés	Effectif des femmes	Nombre réglementaire des visites par an	Nombre total des visites individuelles effectuées dans l'année
Chancre infectant..	0			
Syphilis. Accidents second[es].	6			
Autres.	2	23	52	1222
Blennorragie et dérivés. . . .	14			
Autres affections vénériennes.	0			
TOTAUX	22	23	82	1222

1901

Chancre infectant..	5			
Syphilis. Accidents second[es].	3	22	52	1157
Autres.	2			
Blennorragie et dérivés. . . .	2			
Autres affections vénériennes.	0			
TOTAUX	22	22	52	1157

1902

Chancre infectant. .	2			
Syphilis. Accidents second^{es}.	3			
Autres.	0	20	52	1052
Blennorragie et dérivés.	8			
Autres affections vénériennes.	0			
Totaux	13	20	52	1052

DÉPARTEMENT DE L'HÉRAULT   VILLE DE MONTPELLIER

PROSTITUTION

Contrôle sanitaire (*3 dernières années*)

II **A**. — Filles libres inscrites

1900

Maladies		Inscrites	Nombre réglementaire des visites par an	Nombre total des visites individuelles effectuées dans l'année
Chancre infectant. .	3			
Syphilis. Accidents second^{es}.	37	114	52	6261
Autres.	8			
Blennorragies et dérivés. . . .	61			
Autres affections vénériennes.	2			

1901

Maladies		Inscrites	Nombre réglementaire des visites par an	Nombre total des visites individuelles effectuées dans l'année
Chancre infectant. .	4			
Syphilis. Accidents second^{es}.	42	87	52	4847
Autres.	6			
Blennorragie et dérivés	69			
Autres affections vénériennes.	3			

1902

Chancre infectant. .	0
Syphilis. Accidents second^{es}.	58

Autres. 2   98   52   5423
Blennorragie et dérivés 40
Autres affections vénériennes. 1

II B. — CLANDESTINES

Maladies	Nombre de malades 1900	1901	1902
Chancre infectant. .	3	1	2
Syphilis. Accidents second^{es}.	16	21	15
Autres.	0	1	0
Blennorragie et dérivés	30	18	20
Autres affections vénériennes.	0	0	0
TOTAUX	49	41	37
Nombre de visites. . . .	91	123	131

DÉPARTEMENT DE L'HÉRAULT   VILLE DE MONTPELLIER

PROSTITUTION

Contrôle sanitaire (*Résultat des 3 dernières années : 1900-01-02*)

III. — RÉPARTITION PAR AGE DES FEMMES CONTAMINÉES,
INSCRITES LIBRES ET CLANDESTINES RÉUNIES. (1)

Maladies	Total des cas de maladies constatées (3 dernières années)	au-dessous de 15 ans	16 à 18	19 à 21	22 à 25	25 à 30	au-dessus de 30 ans
Syphilis Chancre infectant . .	13	0	1	2	3	6	1
Accidents secondaires.	189	0	10	37	72	62	8
Autres	17	0	2	2	3	7	3
Blennorragie et dérivés. .	238	0	38	71	63	37	29
Autres affect. vénérienn^{es}	6	0	0	1	1	2	2
TOTAUX.	463	0	51	113	142	114	43

(1) Les femmes de maison ne sont pas comprises dans ce tableau.

MORBIDITÉ VÉNÉRIENNE DANS LA MARINE. — Par compa-
raison, nous donnerons quelques chiffres relatifs à la morbidité
vénérienne maritime.

Les maladies vénériennes sont la plaie de la marine. On
estime, après majoration reconnue nécessaire, à 100 pour 1.000
le nombre de marins atteints en 1899, dont 1/5 environ de
syphilitiques, soit 2 syphilitiques pour 100 ; et encore les marins
sont-ils mieux partagés que les soldats de la marine. C'est surtout en France que les hommes de la flotte, en somme peu libres
à l'étranger, en dehors des ports de nos colonies, contractent
des maladies vénériennes, dans les débits louches qui pullu-
lent dans les ports de guerre et de commerce. Là, matelots,
marsouins, ouvriers, s'alcoolisent à bas prix sur le zinc, se
syphilisent à aussi bon compte derrière le comptoir, quand
ils ne prennent pas la gale ou d'autres affections cutanées par
dessus le marché ! Comment surveiller ces bouges, dans
l'état actuel de notre législation sanitaire ? L'homme, par
fausse galanterie, ne fait pas connaître sa partenaire, et, le
ferait-il, que police et service des mœurs se trouvent désarmés
trop souvent, ne pouvant attenter à la liberté des personnes
qui « travaillent » (sic) ! Celui qui arriverait à faire nettoyer
ces véritables écuries d'Augias, infiniment plus nombreuses
que les établissements surveillés, ferait plus pour la marine,
pour la race Française toute entière, que ne le feront jamais
les conférenciers les plus habiles, les prédicants les plus con-
vaincus et les règlements sanitaires les mieux étudiés. Ces
règlements ne touchent, en somme, que la dixième partie de
celles et de ceux qu'ils devraient atteindre (1), et ne constituent, en réalité, qu'un filet comptant autant de trous que de
mailles, à travers lesquels s'échappe le poisson. (2)

(1) C'est bien la même proportion que nous avons établie pour
Montpellier entre les connues et les inconnues.
(2) Statistique nouvelle de la marine française pour 1899 (Journal
officiel du 18 juillet 1899).

CHAPITRE III

Prophylaxie

La réglementation de la prostitution peut, seule, faire diminuer le nombre des maladies vénériennes.

Dans toutes les nations qui veulent se soustraire à cette obligation, les armées, la marine et la population civile en sont infestées.

Ainsi, dans l'armée anglaise, pendant la mise en vigueur des *acts* exigeant la visite médicale des prostituées, les maladies vénériennes ont diminué de moitié. Depuis la suspension des *acts*, la prostitution étant libre, leur nombre (métropole et colonies) est, de 1878 à 1892, *au-dessus* de 250 pour 1.000. (1)

Dans la même période, le chiffre des soldats français atteints des mêmes manifestations a été de 50 pour 1.000 environ.

La proportion est un peu moindre dans l'armée russe.

En Italie, le règlement Crispi, de 1888, donna à la prostituée la liberté complète de sa personne, sans la moindre entrave. Les abolitionnistes étaient dans l'enthousiasme.

Dès la première année qui suivit la suppression de la réglementation, le nombre des soldats atteints de maladies vénériennes et soignés dans les hôpitaux des divisions qui se trouvent dans les grandes villes d'Italie, avait augmenté de 62 pour 100.

Quant au nombre de vénériens de toute l'Italie, il s'était également accru dans des proportions alarmantes.

(1) *Arch. de médecine militaire*, 1893.

Dans un livre remarquable, M. le professeur Giuseppe Profeta s'exprime ainsi sur cet intéressant sujet :

« Mon expérience et les statistiques recueillies me permettent d'affirmer que la réforme Crispi a amené une augmentation des maladies vénériennes, dans la population militaire comme dans la population civile. Ce fait d'observation a évolué avec une précipitation extrême, les maladies vénériennes étant comme les cerises de l'ancien adage, l'une d'elle entraînant beaucoup d'autres cerises ; de telle sorte que, même aujourd'hui, avec la réforme Nicotera, il n'est pas étrange de prédire, si l'on ne remédie pas sérieusement à la situation, que nous finirons, à une époque plus ou moins éloignée, par marcher de pair avec l'Abyssimie notre amie, nation chez laquelle les médecins européens, sur 100 malades, trouvent 90 syphilitique.

» Et puisque dans la Chambre des députés on répète sans cesse, pour atténuer la valeur des statistiques contre la réforme Crispi, que ces nombres ne sont pas officiels, je déclare tenir peu de compte de la statistique officielle ou non officielle, la vérité étant une, et la statistique représentant, en chiffres, la vérité.

» Si l'on veut, ensuite de chaque côté, mettre des points d'interrogation sur les faits invoqués pour la défense d'une thèse, nous les mettrons sur ce qu'on affirme dans certains documents officiels, estimant que la raison d'état peut conseiller quelques retouches auxquelles ne consentirait pas l'homme de science. »

Après ces déclarations, le professeur Profeta montre ce qui s'est produit dans l'armée, avant et après la réforme Crispi. Il compare, à ce sujet, la statistique des hôpitaux militaires pendant l'année 1888, qui a précédé la réforme, à la statistique de l'année 1889, pendant laquelle la réforme a été en vigueur.

Il montre que le nombre des malade s'est élevé :

A Florence de 250 malades, en 1888, à 308 en 1889

A Messine — 69 — 98 —

A Parme — 49 — 67 —

A Rome — 150 — 215 —

A Bologne — 107 — 158 —

A Gênes — 67 — 120 —

A Livourne— 29 — 58 —

A Naples — 279 — 601 —

1000   1625

En additionnant les chiffres recueillis dans les huit hôpitaux, on trouve 1.000 malades pour la période antérieure à la réforme, tandis que dans l'année qui suit la réforme, on voit le nombre des malades s'élever à 1.625.

En examinant ce qui s'est produit parmi les troupes de la marine, le professeur Profeta constate que le nombre des malades, qui était de 128,47 pour 1000 en 1888 arrive, en 1889, à 140,86 pour 1000, en 1890, à 199,25 pour 1000, et dans les huit premiers mois de 1891, la progression ascendante devient « vertigineuse », puisqu'elle arrive à 284,33 pour 1000 ;

Les faits signalés dans la population civile sont analogues.

A la salle de consultation annexée à la clinique de l'hôpital Saint-Lazare, à Turin, on reçoit 375 hommes dans le dernier trimestre de 1888. Le chiffre s'élève à 567 dans le premier trimestre 1889, et à 635 dans le second trimestre. A Turin, la syphilis a augmenté de 92 °/₀ et les autres maladies vénériennes de 61 °/₀.

Les statistiques du professeur Profeta sont aussi éloquentes que celles qui ont été publiées par le professeur Tarnowski et démontrent bien le résultat déplorable de la loi Crispi.

Après la chute du ministère Crispi, la direction générale de la santé soumet au Conseil supérieur de la santé un nouveau règlement pour la surveillance de la prostitution. Le Conseil supérieur de la santé l'étudie et le discute dans ses séances des 5, 8, 9, 10 octobre 1891, et de ses délibérations, sort un règlement en 54 articles, qui modifie ce qui avait été fait par Crispi.

Ce nouveau règlement, inséré dans le *Recueil officiel des lois*, reçoit la sanction royale le 21 octobre 1891. Le ministre Nicotera décrète l'abolition des règlements des 29 mars 1883 et 29 mars 1888, et approuve le nouveau, à la date du 27 octobre 1891.

MORBIDITÉ VÉNÉRIENNE SUPÉRIEURE DES FILLES INSOUMISES. — Il a été constaté partout que les filles insoumises arrêtées par la police présentaient un pourcentage de maladies vénériennes bien plus grand que les filles soumises et les filles de maison.

Il y a lieu d'en tenir compte ici.

STATISTIQUE DES INSOUMISES SOIGNÉES A L'INFIRMERIE SPÉCIALE
DE SAINT-LAZARE (LE PILEUR) (1).

Années	Nombre des insoumises arrêtées sur la voie publique	Soignées pour toutes maladies vénériennes	Pour cent	Soignées pour la syphilis seule	Pour cent
1890	1364	405	29,69	100	7,32
1891	2408	906	37,62	240	9,96
1892	1611	686	42,58	320	19,86
1893	3208	1174	36,59	680	21,19
1894	1548	525	33,97	325	20,99

(1) *La prostitution de l'avenir.* — *Réglementaristes et Abolitionnistes*, T. Murier, Paris, 1903, p. 93.

STATISTIQUE DES FILLES SOUMISES SOIGNÉES A L'INFIRMERIE SPÉCIALE
DE SAINT·LAZARE (LE PILEUR).

1890	4107	255	6,20	85	2,06
1891	4838	581	13,39	220	5,07
1892	4408	408	9,25	245	5,55
1893	4253	433	10,18	245	5,76
1894	4574	326	7,12	260	5,68

STATISTIQUE DES FILLES DE MAISON SOIGNÉES A L'INFIRMERIE SPÉCIALE
DE SAINT-LAZARE (LE PILEUR) (1).

1890	663	20	3,01	10	1,50
1891	632	25	3,66	15	2,19
1892	596	65	10,90	35	5,87
1893	540	60	11,11	30	5,55
1894	530	50	9,43	25	4,71

On voit dans ces tableaux que les deux catégories de filles soumises sont très supérieures, au point de vue sanitaire, à la catégorie des insoumises, lesquelles en chiffres ronds, colportent les maladies vénériennes dans la proportion de 4 à 1 ; qu'enfin, si au lieu de la supériorité sanitaire, constatée par les statistiques officielles, en faveur des isolées contre les filles de maisons, nous nous trouvons, au contraire, pour ces deux catégories, en face d'une parité à peu près complète, cette parité est cependant fausse, et devrait être remplacée par *un pourcentage plus élevé pour l'isolée, qui ne subit une visite que tous les quinze jours, et qui, malade, se soustrait à la visite plus facilement que la fille de maison.*

Le jour où, d'un trait de plume, on s'aviserait de suppri-

(1) Ces tableaux ont été confirmés par des statistiques postérieures de Le Pileur.

mer les maisons de tolérance, il en pullulerait partout, sous d'autres formes, cent fois plus condamnables.

Déjà, c'est aux bouges interlopes, aux bars suspects, aux brasseries louches fourmillant autour de nos casernes, qu'il faut attribuer la contamination de nos soldats. Que serait-ce, si, par la suppre-sion des maisons surveillées, on autorisait la multiplication de ces foyers de toutes les maladies vénériennes.

L'expérience en a été faite en 1892, à Amiens, où il y avait huit maisons de tolérance et qui avaient été supprimées à cette époque. Elle a été désastreuse. Dans cette ville, qui ne comptait que 70.000 habitants, on a vu aussitôt en une seule année, tripler le nombre des établissements suspects et, quant au résultat sanitaire de l'année, le voici comparé à celui de Lille, pour la même année :

	(1) 1ᵉʳ Corps (Lille)		(2) 2ᵐᵉ Corps (Amiens)	
	Infirmeries	Hôpitaux	Infirmeries	Hôpitaux
Syphilis	116	35	124	61
Blennorragie . . .	467	35	370	36
Chancres mous . .	24	5	78	7

Ces résultats sont d'autant plus significatifs, qu'ils sont l'œuvre d'une expérience d'une seule année.

Le docteur le Pileur les faits suivre du commentaire suivant :

« Si dans le premier corps (Lille, visites sanitaires), il y a aux infirmeries de régiment 116 syphilitiques, il y en a 124 dans le deuxième corps (Amiens, sans visites sanitaires); si

(1) Lille : Effectif de la garnison en 1895............ 4.355
(2) Amiens....................................... 3.330
Les chiffres ne varient pas beaucoup d'une années à l'autre; en tout cas, les variations sont parallèles dans les deux garnisons.

dans la première ville, il y a 35 syphilitiques dans les hôpitaux, il y en a 61 dans la seconde ; une proportion presque
analogue existe pour les chancres mous, maladie essentiel-
lement justiciable de la visite des prostituées, ainsi que le
prouve M. Mauriac, à propos des épidémies succédant aux
Expositions, aux gares, aux grands troubles sociaux, et que le
retour aux mesures d'usages fait de nouveau disparaître dans
une notable mesure. On trouve, en effet, sous cette rubrique,
24 malades aux infirmeries et 5 aux hôpitaux du premier
corps d'armée, tandis que dans le deuxième corps il y en a eu,
à la même époque, 78 aux infirmeries et 9 à l'hôpital. Est-ce
assez concluant, et peut-on, après ces résultats, se déclarer
content de son œuvre ? »

Au moment où le docteur le Pileur publiait, sur ces ques-
tions, une de ses premières brochures, en 1895, M. le docteur
Commenge faisait, à l'Académie de médecine, dans la séance
du 21 mai, une communication du plus haut intérêt, sur
l'état sanitaire comparé des armées anglaise, française et
Russe.

De ce document, il résulte que, durant quatre années, de
1889 à 1892, en Angleterre, où la prostitution est absolument
libre, même dans les lieux prédestinés par leur emplacement,
leur situation ou d'autres considérations, à recevoir plus spécialement les militaires, l'armée a présenté une moyenne de
1 vénérien sur 5, tandis que, en France et en Russie, « malgré
notre réglementation défectueuse, malgré la tolérance exces-
sive de la police pour tous les bouges gravitant autour de nos
casernes, cette moyenne n'a été que de 1 sur 22 ou 23. » (1)

Angleterre : sur 1000 soldats, 207 vénériens
Russie :   —   42   —
France :   —   44   —

(1) T. Murie:, loc. cit.

Graves dangers de la dissémination a montpellier des filles soumises. — Jadis, les filles soumises, comme les filles de maison, étaient reléguées dans des quartiers spéciaux, à côté des casernes, plus tard à la cité Pasquier. C'était bien, pour la morale et pour l'hygiène, d'abord parce qu'on hésitait à se présenter, en plein jour, dans ces maisons, ou à traverser les rues qui y conduisaient; ensuite, parce qu'on ne faisait guère d'expéditions dans ces régions éloignées que tard dans la soirée. Dès lors, les tout jeunes gens avaient peu d'occasion de s'y rendre, faute de liberté nocturne ou de courage pour s'aventurer tardivement en des quartiers où l'on ne coudoie pas toujours des gens amènes et policés.

Aujourd'hui, les filles empoisonnent un peu partout les rue, du centre de la ville, au voisinage de la Grand'rue, la rue du Courreau, et bien d'autres encore.

C'est l'offre qu'on rencontre à chaque pas, l'offre obsédante, qui prouve qu'elle est souvent supérieure à la demande.

C'est la mise en action de l'exhibition honteuse des gravures ou des livres obscènes contre laquelle s'est si justement élevé le sénateur Béranger. Ce n'est pas au nom des hommes faits qu'il faut s'en plaindre, mais au nom des jeunes filles, des jeunes femmes, des tout jeunes gens. Aujourd'hui, ils n'ont plus de distance à franchir, plus de temps à perdre; on sort de classe, un geste, un appel,... on entre, et on est empoisonné. Les novices commencent ainsi un peu plus tôt, car leur timidité tombe devant l'offre réitérée.

On allèguera, sans doute, des vœux émis par les habitants des rues honnêtement habitées qui avoisinent les maisons de tolérance. Bien certainement, les propriétaires de ces rues, en demandant à débarrasser leurs alentours de ces foyers suspects, ont escompté la sérieuse plus-value qui résulterait pour leurs immeubles de cette mesure.

Mais, d'autre part, lorsqu'ils achetèrent le terrain, ils ne

le payèrent pas cher, en raison de la déconsidération qui le
frappait ; ils s'exposaient donc, à bon escient, à une constante
moins-value. D'ailleurs, les immeubles abandonnés par les
femmes publiques ne sont généralement habités, à leur
suite, que par des ménages pauvres et malpropres ; de sorte
que ces immeubles, fort bien tenus lorsqu'ils servaient de
maisons de tolérance, deviennent sordides lorsque l'épuration
morale s'est faite.

Que l'on observe ce qui se passe dans la rue Adam-de-
Craponne, abandonnée depuis près de 30 ans par les filles
publiques ; les immeubles sont presque tous infects. Il en
est de même à la cité Pasquier.

Mesures a prendre. — Les mesures à prendre nous
paraissent bien indiquées :

a) **Prophylaxie administrative.** — 1° Vis-à-vis des
nomades, surveiller de très près les forains qui s'établissent
dans une ville pour y monter des tirs, pour y exhiber des filles
se livrant à des danses plus ou moins exotiques, ou pour y
montrer des femmes phénomènes ;

2° Vis-à-vis des filles sédentaires, mettre en carte celles
qui servent de bonnes de cabaret ou inviteuses. L'annuaire
de l'Hérault mentionne 519 cafés, bars ou débits (il y en
a peut-être davantage) (1), et on ne compte qu'une centaine de
garçons limonadiers, se livrant habituellement à cette profession, outre un nombre bien moins grand de garçons
d'extra, c'est-à-dire d'occasion. Il y a donc un grand nombre
de ces débits ou bars desservis par des filles ou des gérantes
déjà en carte.

Qu'ont-elles à craindre de la carte, les filles qui entrent
dans ces établissements interlopes. Elles ne doivent pas tenir

(1) Soit un débit pour 15 maisons environ, et un débit pour 43 ménages ; — dans beaucoup de villes, ces chiffres sont dépassés !

beaucoup à leur vertu, s'il leur en reste encore, car elles savent que les propos qui s'y échangent après boire, ne fleurent ni la chasteté ni le bon ton.

Conversations grivoises ou libidineuses qui ne sont que les premières escarmouches de l'acte final, elles n'entendent que cela. Donc, si elles sont honnêtes, elles n'y entreront pas.

Quant aux établissements eux-mêmes, on leur imposera un *grand numéro*. Peut-être, alors, le gérant ou la gérante, ayant encore la pudeur de ne vouloir point passer pour des tenanciers de maisons mal famées, renonceront-ils à employer des filles qu'ils exploitent.

En fait, leur rôle est encore plus malpropre, si c'est possible, que celui des tenanciers ci-dessus nommés. En effet, les premiers sont obligés d'exercer la prostitution publique, toutes portes fermées ; tandis que les seconds, qui poussent à la prostitution clandestine, ont leur devanture largement ouverte sur la rue, avec les inviteuses sur le seuil.

C'est l'appel incessant, sinon par gestes ou paroles, du moins par tableaux vivants.

Enfin, nous estimons que les agents chargés de cette surveillance, devraient être mariés, âgés d'au moins quarante-cinq ans, et placés là, à tour de rôle, pour une période déterminée.

b) **Prophylaxie chez la femme.** — Les visites à jour fixe ne sont pas suffisantes. Il y a bien, dans l'armée, la déclaration du soldat, et l'état de maladie vénérienne ; mais pendant les étapes de ce bulletin de la caserne au commissariat de police, la femme malade ou supposée telle, prévenue, peut partir, faire disparaître, pour un moment, les traces de sa maladie, souvent difficile à reconnaître. Les visites à jour fixe sont comme une invitation à dissimuler ce qui n'est pas normal.

C'est de la prostitution entr'ouverte que vient tout le mal, dans le Midi, où les cafés et cabarets abondent. Et ce qu'il y a de bizarre, c'est que les soldats, les jeunes surtout, ne veulent pas livrer le nom de leur partenaire la croyant souvent rosière. C'est eux qui mériteraient la couronne.

Somme toute, la fermeture de ces établissements dangereux serait la meilleure des garanties, si des considérations d'ordre étranger à l'hygiène ne les faisaient bientôt rouvrir, triomphe du suffrage universel, avec la tolérance des tripots nocturnes et de la contrebande de l'alcool (1).

Dès lors, c'est vers l'homme qu'il faut se retourner ; c'est donc la prophylaxie au quartier que nous devons mettre notre confiance. Ce sera, du moins, une bonne partie de la jeunesse de nos garnisons que l'on mettra dans l'impossibilité de propager le mal.

c) **Prophylaxie chez l'homme.** — La visite de santé, telle qu'on la faisait encore il y a peu de temps, avait quelque chose d'humiliant pour le soldat ; ce n'était plus une confession, mais une exhibition devant tous les camarades. Et le jeune soldat finissait par n'en plus rougir. Était-ce un bien ?

Dans un régiment d'artillerie où mon père était médecin, la visite de santé se passait au manège ; tous les canonniers défilaient à leur tour en rond, devant lui. En trente minutes, 1200 hommes étaient ainsi visités. C'était une parodie de visite ; et partout il en était ainsi, pour se conformer au tableau de service. Les hommes qui, ce jour-là, voulaient dissimuler une maladie vénérienne savaient bien, d'ailleurs, se dispenser de la visite. Puis, les officiers de semaine, les médecins, les hommes en étaient tous offusqués. Combien il serait préférable, les jours de bains-douches, de faire monter *inopinément* à l'infirmerie la compagnie qui s'est douchée, propre, non avertie, et d'examiner un à un, à part, chacun des hommes.

(1) Dr A. Coustan, *loco citato*.

Et les soldats connaissant désormais l'efficacité réelle de ce contrôle *inopiné*, viendraient tous, spontanément, à la visite quand ils seraient malades.

Les hommes partant en permission et en revenant, doivent être visités par le médecin. Il ne faut pas oublier que l'armée, dans ses déplacements collectifs et individuels, est l'élément le plus puissant d'importation des maladies vénériennes dans le groupe civil, comme celui-ci constitue dans chaque garnison les foyers permanents où le soldat va les contracter.

Là est la vrai prophylaxie des maladies vénériennes. On surveillera spécialement, à la lisière des camps, des forts et des champs de manœuvre ces rouleuses dites « paillasses à soldats, » qui infectent dans une nuit tout un corps de garde. Rôdant sans cesse autour des militaires, ces ma, eureuses, qui se donnent pour une gamelle de soupe, sont les plus gravement contaminées.

Voici terminée la tâche que je m'était tracée, bien que cette partie de l'hygiène sociale n'ait jamais tenté beaucoup de futurs docteurs.

Sans doute, il m'eût été plus agréable et plus facile, sur un terrain moins glissant, de m'occuper d'un sujet qui sourit à tous, *gratissimum opus* : l'hygiène des crèches, des nourrissons, car on tire toujours des sons mélodieux d'une flûte enchantée ; mais il faut bien que les chapitres scabreux de cette science, non moins utiles aux familles, aient leurs historiens ; j'ai donc attaché le grelot.

J'ai dit, dans l'introduction, le principal motif de mon choix ; les recherches de même nature commencées il y a dix ans par mon père, dans le milieu militaire, m'ont décidé.

CONCLUSIONS

1.— Le mariage précoce est le moyen le plus sûr d'éviter et de conjurer le *péril vénérien*. La morale, l'hygiène, la famille, la société, la Nation, n'ont qu'à y gagner. Tel est le secret de la repopulation. Malheureusement, l'accès des carrières qui font vivre est aujourd'hui très tardif, pour les travailleurs de l'esprit.

De sorte que l'homme jeune, vigoureux, reste improductif tout le temps de son célibat, et s'expose, chaque jour, à contracter l'*impuissance* future dans le commerce des prostituées. Fleur de sans fruits, risquant de ne produire, plus tard, que des fruits avariés.

2. — Dans toute la France, la prostitution, étiquetée et réglementée tend à disparaître, pour faire place à la prostition clandestine.

3. — Celle-ci envahit la rue, faisant tache d'huile en des classes de la société où, jusqu'à ce jour, on ne recrutait pas, d'ordinaire, des pensionnaires de maisons de tolérance.

4. — Il y a là un double danger : moral et physique, en même temps que social. Nous n'avons pas à nous occuper du premier, n'écrivant ici qu'en médecin.

5. — A Montpellier, depuis cinquante ans, le nombre des maisons de tolérance est descendu de 19 à 3, tandis que le chiffre de la population montait de 50.000 à 76.000

Et comme la vertu n'est pas, que nous sachions, en hausse, il s'en suit que la clandestinité monopolise tout le trafic. Voilà le péril vénérien.

6. — Chacun a la libre direction de son corps, comme de son âme : ainsi parlent les *abolitionnistes*. Encore faut-il que cette liberté ne devienne pas un péril national, grâce au libre empoisonnement : voilà pour les *réglementaristes*.

7. — Une race syphilisée est une race destinée à disparaître rapidement par la morti-natalité, la mortalité infantile, la mortalité tuberculeuse, etc., ou à être conquise. Ainsi s'éteignent peu à peu les habitants des îles de la Polynésie, de Taïti, et d'autres îles Océaniennes.

C'est, sans doute, une des causes qui ont permis à une colonne de français héroïques, déjà fatigués par dix mois de campagne, et réduite à 6 ou 7,000 hommes vraiment disponibles, de parvenir jusqu'à Tananarive, sans même être arrêtés 'n seul jour par les soldats d'une race intelligente, industrieuse et fière, qui compte près de 2 millions de représentants sur les hauts plateaux de l'Imérina (les Hovas). Mais la syphilis a touché ces indigènes, d'après les renseignements officiels, dans la proportion de 60 pour 100 (1). Ils étaient imcapables de supporter les fatigues prolongées, comme les intempéries de leur climat.

8. — La clandestinité est plutôt *mal de misère* que *mal d'amour*. C'est pourquoi sa prophylaxie, à *l'origine de la prostitution*, est du domaine des philosophes, des sociologues ou des moralistes de toute religion, qui doivent estimer que chacun, ici-bas, a droit au travail, à un travail suffisamment rémunéré.

Dans la carrière, la prophylaxie de la clandestinité appartient aux médecins et à la police des mœurs.

9. — La malheureuse expérience que fait chaque jour

(1) Ravelonahina. — *Des causes de la dépopulation à Madagascar*, (Thèse de Montpellier, 1902) p. 55, *Journal officiel de Madagascar*, 23 juin 1898.

l'Angleterre, depuis l'abolition des *acts* réglementant autrefois la prostitution, et qu'a faite pendant trois ans l'Italie de l'abolition de toute entrave, (règlement Crispi), a fait ouvrir les yeux aux plus aveugles. Dans ces deux pays, la morbidité vénérienne a atteint des proportions extraordinaires.

Il y a donc lieu de s'en tenir, chez nous, à une réglementation sévère, si l'on veut enrayer le péril vénérien.

10. — *Du côté de l'armée,* la discipline aidant, on peut arriver à des résultats efficaces par la *visite secrète,* qui n'a jamais encore existé. Telle qu'on la pratique aujourd'hui, elle est dérisoire et humiliante.

11. — *Du côté féminin,* en carte, c'est-à dire soumis à une discipline, les visites seront inopinées. Toute sécrétion suspecte sera examinée au point de vue bactériologique.

12.— Tout cabaret, tripot, ou autre établissement où l'on boit, toute exhibition foraine suspecte, seront régulièrement visités et attentivement surveillés; de même pour les bals pu' lics. Lorsqu'on y rencontrera des *inviteuses* se livrant à la prostitution clandestine, l'établissement sera fermé. S'il le préfère, le gérant recevra un grand numéro et l'établissement sera soumis, dès lors, aux obligations des maisons de tolérance. Tout commerçant honnête préfèrera, dès lors, remplacer les bonnes par des garçons de café.

13. — Étant donné que, partout, les prostituées de maison de tolérance fournissent beaucoup moins de vénériennes que les prostituées clandestines, il est désirable de voir augmenter le nombre de maisons fermées et surveillées, là où la clandestinité accapare toute la clientèle.

En Prusse, l'établissement de maisons de tolérance, jusqu'alors interdites, vient d'être résolu. Il serait même décidé qu'à Berlin, la prostitution ne pourra s'exercer que dans des maisons de tolérance (1). Cela vaudrait mieux également, en France, pour diminuer le péril vénérien.

14. — Le rattachement du service médical des mœurs, de Montpellier, a la clinique vénéréologique du professeur de la Faculté chargé de ce service, a fait diminuer dans de notables proportions les maladies vénériennes dans les deux groupes, civils et militaires

(1) *Gazette de la Saale*

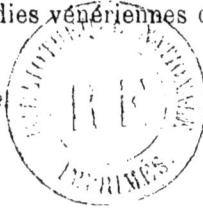

APPENDICE

Les maires du département du Gard, frappés des dangers
que faisaient courir à la société et à la moralité publique les
cabarets ou autres établissements desservis par des filles,
proposèrent, en 1901, l'amendement ci-dessous à la loi du
7 juillet 1880 :

Exposé des motifs : La loi du 17 juillet 1880 sur les cafés,
cabarets et débits de boissons, a donné lieu, dans la pratique,
à certains abus qu'il serait urgent de faire disparaître, dans
l'intérêt de la salubrité publique.

En effet, sous le couvert de cette loi, qui laisse toute facilité
d'ouvrir des établissements publics sans autorisation préalable, il s'est créé, depuis quelques années, dans les grands
centres comme dans les petites villes, des maisons interlopes,
gérées le plus souvent par des femmes ou filles associées, et
qui, sous l'étiquette de cafés ou buvettes, ne vivent que de
la prostitution, soit par elles-mêmes, soit en recevant et
cachant dans leurs établissements des filles de mœurs légères, destinées à la prostitution clandestine, sans aucune garan-
tie.

Les maires, soucieux de mettre fin à ces abus, se basant
sur les articles 94 et 97 de la loi du 5 avril 1881, et les articles

471 et 474 du Code pénal, ont bien pris des arrêtés sévères pour assurer la bonne tenue de ces établissements, mais en vain.

La sanction pénale n'emportant, au minimum, que 5 francs d'amende et trois jours de prison, n'empêche pas les tenancières de récidiver. Bien plus, ces condamnations n'ont servi qu'à développer l'intelligence des contrevenants et à rendre plus difficiles les rapports de police, la présence des agents étant signalée par timbres électriques, qui permettent aux filles de se cacher dans les appartements privés ou les maisons voisines.

La salubrité publique en souffre, ces maisons de débauche et de prostitution sont de véritables bouges d'infection où se transmettent les maladies contagieuses les plus graves.

Tant que les pouvoirs publics n'auront pas réagi contre cet état de choses, les municipalités seront impuissantes; c'est dans ce but que les maires soussignés présentent les articles additionnels suivants à la loi du 17 juillet 1880 :

1° Les cafés, cabarets et débits de boissons notoirement reconnus pour recevoir des femmes ou filles de mœurs légères destinées à la prostitution seront, après enquête, le Conseil municipal entendu, fermés par arrêtés préfectoral, après trois contraventions qualifiées, prononcées contre les gérants de ces établissements.

2° Tout établissement fermé entraînera, pour le gérant, une incapacité de deux ans à l'ouverture de tout nouveau débit.

3° Les associations entre ou avec femmes pour l'exploitation d'un débit de boisson sont interdites.

Signé : Docteur Crouzet, maire de Nimes.

H. Gauthier, maire de Sommières.

Les maires d'Alais, d'Uzès, du Vigan, de Beaucaire, d'Aiguesmortes, de Saint-Gilles, se rallièrent à l'amendement ci-dessus, sans réserve ou avec cette réserve que la fermeture des cabarets suspects pourrait être prononcée par arrêté municipal, sans passer par la préfecture.

Les maires du Gard doivent être chaleureusement félicités, au nom de la morale et de l'hygiène.

Vu et approuvé ;
Montpellier, le 21 novembre 1903.
Le Doyen,
MAIRET.

Vu et permis d'imprimer:
Montpellier, le 21 novembre 1903.
Le Recteur,
ANT. BENOIST.

TABLE DES MATIÈRES

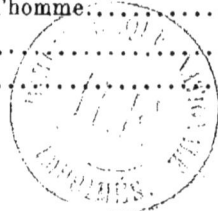

SERMENT

—

En présence des Maîtres de cette Ecole, de mes chers condisciples et devant l'effigie d'Hippocrate, je promets et je jure, au nom de l'Être suprême, d'être fidèle aux lois de l'honneur et de la probité dan. "exercice de la médecine. Je donnerai mes soins gratuits à l'indigent, et n'exigerai jamais un salaire 'au-dessus de mon travail. Admis dans l'intérieur des maisons, mes yeux ne verront pas ce qui s'y passe, ma langue taira les secrets qui me seront confiés, et mon état ne servira pas à corrompre les mœurs ni à favoriser le crime. Respectueux et reconnaissant envers mes Maîtres, je rendrai à leurs enfants l'instruction que j'ai reçue de leurs pères.

Que les hommes m'accordent leur estime, si je suis fidèle à mes promesses! Que je sois couvert d'opprobre et méprisé de mes confrères, si j'y manque!

—

www.ingramcontent.com/pod-product-compliance
Lightning Source LLC
Chambersburg PA
CBHW030926220326
41521CB00039B/983

9 7 8 2 0 1 1 3 0 8 5 8 0